Descomplicando a dor lombar

Tudo o que você sempre quis saber
Um guia comentado com perguntas e respostas

Editora Appris Ltda.
1.ª Edição - Copyright© 2025 dos autores
Direitos de Edição Reservados à Editora Appris Ltda.

Nenhuma parte desta obra poderá ser utilizada indevidamente, sem estar de acordo com a Lei nº
9.610/98. Se incorreções forem encontradas, serão de exclusiva responsabilidade de seus organizadores. Foi realizado o Depósito Legal na Fundação Biblioteca Nacional, de acordo com as Leis nos
10.994, de 14/12/2004, e 12.192, de 14/01/2010.

Catalogação na Fonte
Elaborado por: Dayanne Leal Souza
Bibliotecária CRB 9/2162

P119d
2025
	Packer, Amanda
	   Descomplicando a dor lombar: tudo o que você sempre quis saber: um guia comentado com perguntas e respostas / Amanda Packer. – 1. ed. – Curitiba: Appris, 2025.
	   107 p. ; 21 cm.
	
	   Inclui referências.
	   ISBN 978-65-250-7753-6
	
	1. Dor. 2. Dor lombar. 3. Dor crônica. I. Packer, Amanda. II. Título.
	
	CDD – 617.564

Appris
editorial

Editora e Livraria Appris Ltda.
Av. Manoel Ribas, 2265 – Mercês
Curitiba/PR – CEP: 80810-002
Tel. (41) 3156 - 4731
www.editoraappris.com.br

Printed in Brazil
Impresso no Brasil

Amanda Packer

Descomplicando a dor lombar

Tudo o que você sempre quis saber
Um guia comentado com perguntas e respostas

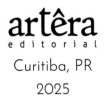

Curitiba, PR
2025

FICHA TÉCNICA

EDITORIAL	Augusto V. de A. Coelho
	Sara C. de Andrade Coelho
COMITÊ EDITORIAL	Ana El Achkar (Universo/RJ)
	Andréa Barbosa Gouveia (UFPR)
	Jacques de Lima Ferreira (UNOESC)
	Marília Andrade Torales Campos (UFPR)
	Patrícia L. Torres (PUCPR)
	Roberta Ecleide Kelly (NEPE)
	Toni Reis (UP)
CONSULTORES	Luiz Carlos Oliveira
	Maria Tereza R. Pahl
	Marli C. de Andrade
SUPERVISORA EDITORIAL	Renata C. Lopes
PRODUÇÃO EDITORIAL	Bruna Holmen
REVISÃO	Camila Dias Manoel
DIAGRAMAÇÃO	Amélia Lopes
ADAPTAÇÃO DA CAPA	Dani Baum
REVISÃO DE PROVA	Ana Castro

*Viver sem ler é perigoso porque te obriga
a acreditar no que te dizem.*

(Quino)

AGRADECIMENTOS

Agradeço a Deus o dom da vida e Sua presença constante em mim. Aos meus pais, Marcelino e Marisa, pelo amor, apoio e dedicação incondicionais; à minha irmã, Maiara, pela amizade e pelo carinho; ao meu marido, Alan, pelo incentivo e companhia diária em minha vida. Amo vocês.

A cada um dos professores que passaram por minha trajetória: sem vocês eu não estaria aqui.

Aos colegas que sentaram comigo nas cadeiras do aprendizado: cada encontro, cada conversa e troca contribuíram para meu crescimento

Aos colegas de profissão com quem eu trabalhei; muitos hoje se tornaram meus amigos, cada um à sua maneira impactou minha vida, fez e faz a diferença: obrigada por tudo.

Aos alunos para os quais tive o prazer de lecionar e com os quais aprendi: foi um desafio enriquecedor em minha jornada.

A todos os pacientes que passaram por mim ao longo destes 14 anos, saibam que cada um de vocês deixou um pouco de si e levou um pouco de mim. Eu nada seria sem a confiança e entrega de vocês. Muito obrigada pela oportunidade de fazer parte de suas vidas.

Dedico este livro a todo ser humano que busca coragem para enfrentar suas tempestades, determinação para persistir nos dias difíceis e fé na possibilidade de um amanhã mais luminoso.

APRESENTAÇÃO

A dor lombar ou lombalgia é uma condição impactante que acomete grande parte da população. Nos anos 2020, aproximadamente 619 milhões de pessoas, em todo o mundo, tiveram experiência de dor lombar (1), sendo a principal causa de incapacidade e uma das principais causas de afastamento de trabalho, gerando um enorme prejuízo à vida das pessoas e ao sistema de saúde.

Além disso, estima-se que até 80% da população mundial apresentará pelo menos um episódio de dor lombar durante a vida (2), podendo afetar mais de 800 milhões de pessoas, mundialmente, em 2050 (1).

O aumento do número de casos, ano a ano, o sofrimento gerado por essa condição e os apelos comerciais por "tratamentos milagrosos" reforçam a necessidade de promover informações de qualidade que esclareçam e orientem a população sobre esse assunto tão presente entre nós.

A autora

*Este livro serve como um guia informativo geral e em nenhum momento substitui a consulta e o tratamento realizados por profissional da saúde, quando necessários.

PREFÁCIO

É uma honra escrever o prefácio desta obra no campo da dor lombar. Este livro utiliza linguagem direta e atualizada, respondendo a dúvidas comuns de pessoas com dor lombar com base nas melhores evidências científicas disponíveis.

Atualmente, a literatura estabelece claramente que a desinformação contribui negativamente para a saúde de pessoas com dor lombar. Portanto, este livro é oportuno em oferecer informações precisas para a compreensão adequada da dor lombar.

Em um cenário diverso, a dor lombar é uma doença que pode ser sentida de diferentes formas, com variados impactos e consequências sobre a qualidade de vida e sobre a capacidade de desempenhar funções do dia a dia e do trabalho. Assim sendo, cada pessoa com dor lombar deve ser avaliada e acompanhada individualmente para que seja possível uma identificação do seu quadro de saúde e quais os fatores atenuantes e agravantes.

Os avanços científicos atuais destacam diferentes formas de tratamento para dor lombar, entretanto as modalidades de tratamento mais adequadas deverão ser implementadas com base na avaliação de cada pessoa com dor lombar, ou seja, de forma individualizada. É comum fisioterapeutas, médicos, psicólogos, profissionais de educação física e nutricionistas estarem envolvidos no tratamento de pessoas com dor lombar.

Portanto, este livro esclarecerá dúvidas sobre as causas da dor, as diferentes formas e gravidades, os fatores que agravam e que podem reduzir a dor, se a postura está envolvida na dor, quando a hérnia de disco é realmente causadora da dor, se o repouso aumenta a dor, se o exercício físico ajuda a reduzir a dor, entre outros importantes aspectos.

Diante disto, parabenizo a autora pela iniciativa. Esclarecer as pessoas com dor lombar é fundamental para evitar compreensões inadequadas sobre a dor, evitando ampliações e distorções do quadro de saúde. É de conhecimento dos profissionais clínicos que atendem pessoas com dor lombar quão prejudiciais são os mitos e informações inadequadas que são propagadas por meios de comunicação, por profissionais da saúde desinformados e pelas próprias pessoas com dor.

O conhecimento adequado é, certamente, o ponto de partida para a melhora da saúde de uma pessoa com dor lombar.

Prof. Dr. Almir Vieira Dibai Filho

Docente do Departamento de Educação Física e Coordenador do Laboratório de Clinimetria e Reabilitação (Clini) da Universidade Federal do Maranhão (Ufma)

SUMÁRIO

1
O QUE É DOR LOMBAR? 23

2
O QUE CAUSA DOR LOMBAR? 25

3
SÓ PESSOAS IDOSAS TÊM DOR LOMBAR? 27

4
PESSOAS OBESAS TÊM MAIOR CHANCE
DE SENTIR DOR LOMBAR? 29

5
A DOR LOMBAR É UMA CONDIÇÃO GRAVE? 31

6
QUAIS SÃO AS CHANCES DE MELHORA
DA DOR LOMBAR? 33

7
DEPOIS QUE PASSAR A CRISE, NUNCA MAIS
TEREI DOR LOMBAR? 34

8
O QUE É DOR CRÔNICA?
POR QUE TEM DOR QUE PASSA RÁPIDO
E DOR QUE DEMORA? 35

9
MAS TODA DOR LOMBAR CRÔNICA É IGUAL?......37

10
MINHA DOR LOMBAR PODE SER GENÉTICA?......39

11
A DOR LOMBAR PODE TER RELAÇÃO
COM QUESTÕES EMOCIONAIS?......41

12
TODO MUNDO QUE SENTIR DOR LOMBAR
PRECISA REALIZAR EXAME DE IMAGEM?......44

13
TODA DOR LOCALIZADA NAS COSTAS INDICA
PROBLEMA NA COLUNA?......46

14
DESCOBRI QUE TENHO DEGENERAÇÃO DISCAL,
ARTROSE, DESGASTES NA COLUNA E BICO DE
PAPAGAIO. ISSO É MUITO GRAVE?......48

15
O QUE É CIÁTICO? TODO MUNDO TEM?......50

16
FUI DIAGNOSTICADO COM HÉRNIA DE DISCO.
PRECISO OPERAR?......51

17
DISSERAM-ME QUE MINHA POSTURA É RUIM. SERÁ
QUE ELA É CULPADA POR MINHA DOR LOMBAR?......53

18
QUAIS MEDICAMENTOS POSSO TOMAR
PARA MELHORAR MINHA DOR? 55

19
POR QUE A COLUNA TRAVA? 57

20
PESSOAS QUE FICAM MUITO TEMPO NA MESMA
POSIÇÃO DE TRABALHO TÊM MAIS CHANCE DE
APRESENTAR DOR LOMBAR? 58

21
CARREGAR PESO AUMENTA
O RISCO DE TER DOR LOMBAR? 60

22
DEVO EVITAR O AGACHAMENTO OU EXISTE
UM JEITO CORRETO DE AGACHAR PARA EVITAR
DOR LOMBAR? 62

23
DISSERAM-ME QUE NÃO POSSO MAIS CORRER POR
CAUSA DA MINHA DOR LOMBAR. ISTO É VERDADE? 64

24
ADAPTAR MEU LOCAL DE TRABALHO COM
INTERVENÇÕES DE ERGONOMIA PREVINE
O SURGIMENTO DE DOR LOMBAR? 66

25
DEVO USAR CINTO DE ESTABILIZAÇÃO
PARA MELHORAR A DOR LOMBAR? 68

26
FUMAR FAZ MAL PARA A COLUNA? 70

27
QUAL O MELHOR COLCHÃO PARA AJUDAR
NA DOR LOMBAR? 72

28
QUAL É A MELHOR POSIÇÃO PARA DORMIR? 74

29
PESSOAS COM DOR EM OUTROS LOCAIS TÊM
MAIS CHANCE DE DESENVOLVER DOR LOMBAR?..................76

30
MAS, AFINAL, POR QUE DÓI TANTO?..................78

31
DISSERAM-ME QUE A DOR É COISA DA MINHA
CABEÇA. SERÁ?..................81

32
DEVO FICAR DE REPOUSO PARA MELHORAR
MINHA DOR LOMBAR? 83

33
MAS, AFINAL, É POSSÍVEL PREVENIR DOR LOMBAR?.....85

34
QUAL É O MELHOR TIPO DE EXERCÍCIO
PARA DOR LOMBAR?..................87

35
O QUE POSSO FAZER NO DIA A DIA PARA AJUDAR
A MELHORAR MINHA DOR? 89

36
O QUE POSSO FAZER PARA TER UMA NOITE DE SONO MELHOR E AJUDAR NA MINHA DOR?.................91

37
COMO A RESPIRAÇÃO PODE ME AJUDAR NA MELHORA DA DOR? 93

UMA ÚLTIMA COISA..95

REFERÊNCIAS 96

1
O QUE É DOR LOMBAR?

A dor lombar ou lombalgia, popularmente conhecida como dor nas costas, é a dor ou desconforto que se localiza entre a margem inferior do 12.ª par de costelas e as pregas glúteas, com duração de um dia ou mais (1), com ou sem irradiação para a perna.

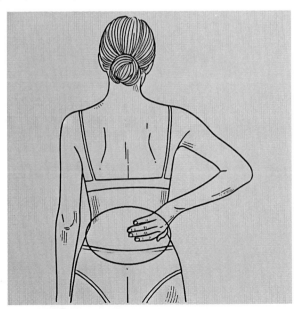

Figura 1 - Localização da dor lombar
Fonte: imagem criada por inteligência artificial

A dor pode ser sentida de diversas maneiras, por diferentes pessoas, como uma sensação de pontada, agulhada, fisgada, queimação, pulsação, aperto etc. A intensidade da dor também pode variar: alguns sentem apenas um leve desconforto, enquanto outros a percebem como uma dor muito forte e incapacitante.

Há pessoas que experimentam essa dor todos os dias e acabam até se acostumando a conviver com ela, alguns têm dor eventualmente, em situações específicas, e outros podem ter tido apenas um ou dois episódios ao longo da vida. Tem gente que continua realizando suas atividades, seu trabalho e lazer, apesar da dor, enquanto outros acabam mudando completamente sua rotina e estilo de vida por causa dela. Tudo isso é dor lombar!

Você percebeu que estamos falando do mesmo problema, mas que cada indivíduo pode sentir, perceber e sofrer de uma maneira diferente do outro?

2

O QUE CAUSA DOR LOMBAR?

Existem diversos fatores que estão relacionados com o desenvolvimento da dor lombar, como questões biológicas (sexo, idade, genética, estado geral de saúde e hábitos de vida diária), psicológicas (estresse, ansiedade, depressão, crenças e medo, entre outras) e sociais (status socioeconômicos, satisfação e relações de trabalho, apoio social e relações familiares) (3, 4).

Quando pensamos em uma crise de lombalgia aguda, (dor que aparece repentinamente e se resolve em um curto período), existem alguns fatores que parecem contribuir para o desencadear de um episódio de dor. No que diz respeito a gatilhos físicos, um estudo verificou que pessoas que realizaram tarefas manuais envolvendo posicionamentos específicos, objetos distantes ou instáveis, e tiveram exposição a atividades físicas vigorosas ou intensas, tinham mais chances de ter uma crise. Entre os gatilhos psicossociais, distrair-se durante uma tarefa ou atividade ou estar fatigado aumentou significativamente as chances de um novo início de dor nas costas (5). O envelhecimento, obesidade, inatividade física e fatores ocupacionais, como permanecer sentado por longos períodos, também são citados como condições que podem contribuem para ocorrência da dor lombar aguda (6, 7).

Por outro lado, quando falamos em dor lombar crônica (aquela que dura mais de três meses), a interação de diversos fatores envolvidos se torna mais complexa. Sabemos que, diferentemente do que se pensava antigamente, atribuindo a dor a uma questão puramente mecânica, com alterações nas estruturas da coluna sendo a única causa responsável pela dor, hoje cada vez mais se sabe da influência e do impacto de fatores como estresse, ansiedade, depressão, atividade física, relações sociais, familiares e de trabalho, qualidade de vida, lazer e sono (8).

Desse modo, dizemos que a dor lombar crônica é um fenômeno biopsicossocial, ou seja, recebe influência de fatores biológicos, psicológicos e sociais.

Essas informações justificam o fato de que cerca de 90% das dores na região lombar não são causadas por problemas nas estruturas da coluna!! Você sabia disso? Ou seja, a dor é uma experiência complexa em que diversos fatores, que vão muito além de lesões locais na coluna, influenciam o seu aparecimento e persistência (9), o que faz com que pessoas diferentes sintam a dor de maneiras diferentes.

3

SÓ PESSOAS IDOSAS TÊM DOR LOMBAR?

Não. A dor lombar é uma condição que pode acometer pessoas de todas as idades, desde crianças até idosos (10), sendo mais comum em indivíduos do gênero feminino e na faixa etária entre 40 e 69 anos (11).

A dor lombar na criança e adolescente também tem se mostrado bastante comum. Um estudo com mais de 400 mil adolescentes de 28 países identificou que 37% deles apresentavam pelo menos um episódio de dor lombar ao mês, sendo um pouco mais comum nas meninas do que nos meninos (12). Vários outros estudos têm encontrado resultados parecidos (9, 13, 14, 15, 16).

Na maioria dos adolescentes, geralmente não é identificado nenhum diagnóstico específico como causa da dor (17). Fatores psicológicos, sociais, antropométricos, de desenvolvimento e estilo de vida desempenham um papel importante nessa população e têm sido associados com a lombalgia (13). Embora crianças e adolescentes pareçam tolerar melhor a dor lombar do que os adultos, essa condição afeta e gera prejuízos em sua qualidade de vida (18, 19).

No que diz respeito à população adulta, a prevalência mundial de dor lombar crônica, em pessoas de 24 a 39 anos, fica em torno de 4,2%; já na faixa etária entre 20 e 59 anos, essa porcentagem é de 19,6%. Quando analisada a população idosa brasileira, a prevalência de dor lombar crônica fica em torno de 25,4%. Portanto, esses dados sugerem que, à medida que a população envelhece, é mais provável que haja um aumento linear dos casos de dor lombar, principalmente para as mulheres (20).

Um outro estudo feito em São Paulo pesquisou a quantidade de adultos com dor lombar sem uma causa específica (não atribuída a nenhum diagnóstico de lesão ou problema na coluna, por exemplo) em 3 mil pessoas. O estudo mostrou que, no momento da pesquisa, 9,8% estavam com dor na lombar, 48,1% já haviam sentido dor nas costas no último ano e 62,6% disseram que já tiveram dor lombar em algum momento da vida (21).

Observamos que a dor lombar é uma condição muito comum, com impacto significativo na qualidade de vida de crianças, adolescentes, adultos e idosos. Sua ocorrência varia conforme faixa etária, gênero, fatores sociais, psicológicos, físicos e de acordo com a população estudada, reforçando a necessidade de intervenções precoces e estratégias de prevenção para minimizar os impactos dessa condição no dia a dia das pessoas.

4

PESSOAS OBESAS TÊM MAIOR CHANCE DE SENTIR DOR LOMBAR?

A obesidade é considerada um problema de saúde pública e afeta milhões de pessoas no Brasil e em todo o mundo. Essa condição gera inúmeros prejuízos à saúde, aumenta o risco de muitas doenças, reduz a qualidade e a expectativa de vida.

No que diz respeito à coluna vertebral, o peso corporal é um fator comumente associado com a sobrecarga e lombalgia. Quem nunca foi ao médico se queixando de dor lombar e foi orientado a perder peso? Mas será que essa recomendação resolveria o problema? A relação entre obesidade, dor lombar e perda de peso ainda é incerta e existem controvérsias a seu respeito.

Existem estudos que mostram uma ligação entre a obesidade e a presença e manutenção de dor nas costas. No entanto, ainda não se sabe exatamente como essa relação funciona, nem se a perda de peso é realmente eficaz para prevenir ou reduzir essas dores (1). Outro estudo observou que pessoas obesas apresentavam maior degeneração (desgaste) nos discos e nos espaços entre as vértebras, em comparação com indivíduos com peso considerado normal (22).

Além disso, uma pesquisa feita em 2020 identificou que altos níveis de triglicerídeos e gordura abdominal poderiam ser fatores de risco para a degeneração dos discos da região lombar (23). Sabe-se que o acúmulo de gordura promove um aumento generalizado da inflamação corporal e isso interfere negativamente na piora da dor (24, 25), da mesma forma que pessoas com Índice de Massa Corporal (IMC) elevado apresentam maior incapacidade para realização de atividades (26), o que poderia também contribuir com os processos dolorosos na coluna lombar.

Um outro estudo sugeriu que possivelmente fatores genéticos e ambientais influenciam de forma mais significativa a dor do que apenas o excesso de peso (27), ou seja, como já conversamos anteriormente, talvez não possamos atribuir a dor a apenas uma única causa, como a obesidade, mas sim a um conjunto de outros fatores que irão interferir no quadro doloroso.

Quando pensamos em perda de peso farmacológica (com uso de medicamentos), as evidências atuais apontam que isso não é recomendada para alívio de dor lombar, uma vez que a probabilidade de danos, especialmente em idosos, quando não realizados exercícios em conjunto para manutenção de massa magra, bem como os benefícios na melhora da dor ainda são incertos. No que diz respeito à perda de peso não farmacológica, também há dúvidas sobre sua atuação na melhora da dor lombar, embora saibamos de todos os seus benefícios na melhora da saúde geral (28).

Portanto, enquanto essas questões permanecem incertas, o melhor a fazer é mantermos um estilo de vida saudável e ativo, buscando uma alimentação equilibrada e cuidados integrais com a saúde. Assim, podemos alcançar uma vida com mais qualidade, menos limitações, maior longevidade e possivelmente menos dor.

5

A DOR LOMBAR É UMA CONDIÇÃO GRAVE?

A dor lombar aguda apresenta uma história natural de melhora bastante favorável, e rara relação com doenças graves, sendo na grande maioria dos casos resolvida de forma eficaz naturalmente ou por meio de intervenções convencionais e não invasivas, como fisioterapia, exercícios, medicamento e mudanças nos hábitos de vida. Estima-se que cerca de 90% a 95% dos casos se enquadrem nessa situação (29).

Por outro lado, uma parcela muito pequena dos pacientes (menos de 1% dos casos) pode apresentar condições mais sérias, como câncer, fraturas e infecções. Cerca de 5% a 10% dos casos podem envolver problemas nos nervos da coluna, como estenose espinhal, que é o estreitamento do canal por onde passam os nervos, ou radiculopatia, que ocorre quando as raízes nervosas são comprimidas ou irritadas (30). Esses casos podem exigir maior atenção e intervenções específicas.

Existem alguns sinais clínicos de alerta, chamados de bandeiras vermelhas, que sugerem a necessidade de investigação profissional mais detalhada, com objetivo de identificar a presença dessas condições mais graves e intervir de forma imediata. Esses sinais incluem perda de peso sem explicação, histórico recente de trauma ou infecção, febre, histórico de câncer, dor noturna intensa, além de sintomas como fraqueza nas pernas, perda de controle da bexiga ou intestino, e dormência na região genital ou anal (31).

6

QUAIS SÃO AS CHANCES DE MELHORA DA DOR LOMBAR?

O curso clínico da dor lombar aguda é geralmente bastante favorável, com uma alta probabilidade de redução significativa da dor e da incapacidade dentro das primeiras seis semanas após o início dos sintomas (32). O nosso corpo possui uma incrível capacidade natural de recuperação, e muitas pessoas experimentam alívio considerável durante esse período inicial. No entanto, o tempo e a intensidade da recuperação podem variar de pessoa para pessoa. Fatores como idade, nível de atividade física, hábitos de vida diária e até questões emocionais podem influenciar o processo de melhora.

No decorrer deste livro, você encontrará orientações sobre como adotar práticas que podem auxiliar na melhora da dor lombar. Além disso, discutiremos comportamentos, abordagens e algumas crenças equivocadas que são capazes de dificultar a recuperação e contribuir para a persistência da dor.

Entender essas estratégias pode fazer uma grande diferença no seu caminho para o alívio da dor e restauração de sua qualidade de vida. Ao aplicar as recomendações apresentadas, você estará mais bem preparado para otimizar sua recuperação e minimizar o impacto da dor lombar em seu dia a dia.

7

DEPOIS QUE PASSAR A CRISE, NUNCA MAIS TEREI DOR LOMBAR?

Não há como garantir que, após a resolução da crise de dor, a pessoa nunca mais passará por esse problema, pois inúmeros fatores estão relacionados com o surgimento e manutenção dessa condição. Embora a natureza de melhora da lombalgia aguda seja muito favorável, podem ocorrer episódios repetitivos ao longo do tempo.

Estudos apontam que em torno de 33% das pessoas que já tiveram dor lombar voltam a ter outra crise dentro de um ano (33), por esse motivo a lombalgia pode ser considerada uma condição crônica com episódios sintomáticos recorrentes.

Ter uma rotina de vida saudável e ativa, desenvolver bons hábitos, cuidando da saúde física e mental, são fatores fundamentais que contribuem para o controle dos processos dolorosos e para manutenção da saúde em geral, incluindo a da coluna.

8

O QUE É DOR CRÔNICA? POR QUE TEM DOR QUE PASSA RÁPIDO E DOR QUE DEMORA?

A dor pode ser classificada em aguda, subaguda ou crônica, de acordo com o tempo que se iniciou:

- Dor aguda: início há menos de 6 semanas.
- Dor subaguda: início entre 6 e 12 semanas.
- Dor crônica: início há mais de 12 semanas.

A maioria das dores vai se resolver em um período curto, inferior a seis semanas, no entanto uma parcela dessas pessoas poderá evoluir para um quadro de dor crônica, ou seja, dor que persiste ou se repete por um período maior que três meses.

Alguns autores citam que a porcentagem de cronificação seja em torno de 2% a 7% dos casos, enquanto outros mais recentes sugerem que essa taxa seja bem maior, podendo chegar a 40%-44%, destacando então a importância de orientações e abordagens iniciais adequadas para evitar que essa dor persista (11, 29).

Após a instalação de dor crônica, no período a partir de seis semanas a um ano, a redução da dor e da incapacidade passa a ser pequena e muitas pessoas continuam sentindo dor e enfrentando dificuldade para realização de suas atividades após esse período, com uma melhora mais limitada ao longo do tempo (34).

Esse processo de manutenção da dor, chamado cronificação, pode acontecer por várias razões. Fatores emocionais, como crenças equivocadas sobre a dor, ansiedade, traumas anteriores e medo, podem atrapalhar a recuperação; além disso, a falta de apoio social e familiar, as condições de trabalho, satisfação, hábitos de vida, qualidade do sono e atividade física, e também a intensidade da dor inicial, influenciam a evolução do problema.

9

MAS TODA DOR LOMBAR CRÔNICA É IGUAL?

Quando falamos em dor lombar crônica (aquela que persiste ou recorre por um período maior que três meses), podemos classificá-las em dois tipos:

- DOR LOMBAR CRÔNICA PRIMÁRIA: Corresponde a 90%-95% de todos os casos de dor lombar, sendo uma dor associada a sofrimento emocional (ansiedade, raiva, frustração ou humor deprimido) e/ou incapacidade funcional — dificuldade ou necessidade de ajuda para fazer atividades do dia a dia, como se vestir, cozinhar, fazer compras, sair de casa, se movimentar de forma independente e desempenhar seus papéis sociais —, além disso, nesse tipo de dor os sintomas não podem ser melhor explicados por outro diagnóstico, ou seja, não há uma causa identificável, nenhuma doença ou dano que justifique a dor (9, 30, 35). Lembra-se de que conversamos sobre o fato de a dor envolver diversos fatores e não necessariamente ter lesão na coluna? Essa é a dor crônica primária, ela é reconhecida como uma doença por si só, ainda que não exista lesão física.

- DOR LOMBAR CRÔNICA SECUNDÁRIA: Representa cerca de 5%-10% dos casos e ocorre quando é identificada uma causa, doença ou lesão responsável pela dor, ou seja, alguma estrutura está gerando o problema, como uma fratura, infecção, deformidade estrutural, tumor, hérnia discal etc. (30). Somente nesses casos a dor pode vir a ser atribuída a alterações na coluna.

10

MINHA DOR LOMBAR PODE SER GENÉTICA?

Sabemos que a experiência da dor é influenciada por fatores biológicos, psicológicos, sociais e comportamentais. No que diz respeito às questões biológicas, uma afirmação muito comum no consultório é a seguinte: "Meu pai ou minha mãe sempre se queixava de dor lombar, devo ter herdado isso dela(e)".

Pesquisas sugerem que a dor lombar pode ter um fator hereditário, e pessoas com parentes próximos que sofrem de lombalgia, desgaste dos discos da coluna ou obesidade têm maior chance de desenvolver essas condições (27, 36). No entanto, a degeneração dos discos nem sempre está associada à dor, pois muitos indivíduos com desgaste ou até hérnias discais não apresentam sintomas.

Um estudo documentou que a genética pode contribuir com mais de 50% de propensão de uma pessoa ter dor lombar crônica (37). Além disso, pessoas que têm comportamentos de vida não saudáveis, como tabagismo, consumo de álcool, sedentarismo, má alimentação e sono irregular têm maior risco de apresentar dor lombar, independentemente da sua idade e IMC (38).

Esses resultados reforçam a ideia de que a dor crônica está muito ligada aos nossos hábitos de vida. O sedentarismo, por exemplo, contribui para o agravamento da dor. Por outro lado, a prática regular de exercícios pode ajudar a modificar até mesmo os nossos genes, promovendo mudanças que melhoram a forma como o corpo percebe a dor, além de auxiliar na redução do medo e do estresse relacionados às doenças crônicas (39). Isso mostra como a atividade física é uma aliada importante no controle da dor e na melhora da qualidade de vida.

Então, se seus pais têm ou tiveram dor lombar, não precisa se preocupar achando que isso é algo inevitável para você, como se fosse uma sentença sem solução. A melhor atitude é focar no que você pode controlar, como mudar seus hábitos e melhorar a sua rotina. Adotar um estilo de vida saudável, como praticar exercícios físicos regularmente, manter uma alimentação equilibrada e cuidar da saúde mental, pode fazer uma grande diferença e contribuir para uma vida mais saudável e com menos dores.

11

A DOR LOMBAR PODE TER RELAÇÃO COM QUESTÕES EMOCIONAIS?

Todos sabemos que questões emocionais interferem em diversos aspectos de nossas vidas, como relacionamentos, trabalho e lazer. No que diz respeito à dor, isso não é diferente.

Imagine a seguinte cena: Uma mulher, vamos chamá-la de Laura, acordou atrasada, está irritada se arrumando para ir trabalhar, preocupada com seu filho pequeno que terá que deixar na escolinha, ele teve febre no dia anterior e tiveram uma noite bastante agitada, justo hoje, que ela precisa entregar um relatório importante no trabalho. No meio dessa confusão, saindo de casa, ela prende o dedo na porta ao fechá-la... Conseguiu sentir sua dor?

Agora imagine Laura em outra situação, em um domingo ensolarado, de férias na praia com sua família, ela está feliz comemorando sua recente promoção no trabalho, estão em um lindo apartamento em frente ao mar, tiveram uma noite tranquila de sono e após um delicioso café da manhã começam a se arrumar para descerem para um banho de mar. Pertences arrumados, todos preparados, eis que... ao sair e fechar a porta, Laura prende seu dedo.

Em qual das duas situações você acha que a dor foi maior? O nível de irritação, sofrimento e estresse foi diferente nessas duas condições? Muito provavelmente sim. Esse é apenas um exemplo para refletirmos sobre a interferência das emoções e do contexto na dor.

No consultório é muito comum observar nos pacientes variação na intensidade da dor de acordo com o estado emocional e as diversas situações de vida pelas quais estão passando. Essas observações vão ao encontro do que nos mostra a literatura sobre o assunto, por exemplo, pessoas com histórico de depressão têm uma maior probabilidade de apresentar lombalgia (40). Sabe-se também que quadros de depressão, ansiedade e sofrimento emocional têm grande contribuição nas condições de dor persistente e incapacidade física e para o trabalho (41).

Um estudo de 2018 verificou que pessoas que tiveram um episódio de estresse ou tristeza nas últimas 24 horas tinham duas vezes mais chances de ter uma crise de dor lombar (42). Questões relacionadas ao trabalho como monotonia, estresse, tensão, nervosismo, e insatisfação com a vida também estão relacionadas com maior risco de desenvolver dor lombar (43).

Três aspectos muito comuns em pacientes com dor lombar crônica é a catastrofização (focar sua atenção constantemente na dor e sempre imaginar o pior cenário, pensando na sua condição como sendo grave e perigosa), a hipervigilância (44, 45) (estar constantemente ciente da dor em todas as ações ao longo do dia, ficar constantemente buscando "ameaças" que poderiam piorar sua dor, até mesmo colocando a mão no local para tentar proteger) e a cinesiofobia, que é o medo excessivo do movimento. Ocorre que a pessoa com dor passa a ter medo de se movimentar e começa a evitar tarefas e atividades, com receio de que isso possa piorar sua dor, porém esse mecanismo leva a estados de dor persistentes e incapacidade relacionada à dor, gerando um ciclo condicionado de mais medo, ansiedade e tensão muscular (46).

Esse medo do movimento é um alvo-chave que deve ser trabalhado em pacientes com dor lombar crônica (47), uma vez que os mecanismos psicológicos relacionados à cinesiofobia inter-ferem na função física dessas pessoas, e, quando tratada, pode ser responsável por 20% a 30% da melhora funcional (desempenho para realização de atividades, tarefas do dia a dia ou trabalho) e redução na intensidade da dor (48, 49).

12

TODO MUNDO QUE SENTIR DOR LOMBAR PRECISA REALIZAR EXAME DE IMAGEM?

Embora o uso de exames de imagem, como raio X, ressonância magnética e tomografia, seja bastante utilizado em pessoas com dor lombar (50), na tentativa de encontrar achados que justifiquem a dor, sabe-se atualmente que apenas uma pequena parcela dessas pessoas realmente precisaria realizar esses exames. Isso porque, na maioria das vezes, alterações encontradas nas imagens, como sinais de desgaste natural da coluna, também estão presentes nos exames de pessoas que não sentem nenhuma dor; ou seja, o que aparece no exame nem sempre é a causa da dor.

Além disso, sabemos que não existe uma relação entre a intensidade da dor que a pessoa sente e as alterações estruturais encontradas nas imagens (51), sendo que um número significativo de pessoas com dor lombar não apresenta nenhuma doença iden-tificada no exame.

Dessa forma, se não houver sinais de alerta durante a ava-liação clínica, o uso de exames de imagens não é indicado e deve ser desencorajado (50, 52), já que não ajudam a definir o melhor tratamento e geram elevados custos aos sistemas de saúde, sem trazer benefícios para o paciente. Ou seja, não faz diferença para o tratamento se o paciente chegar ao consultório com ou sem exame de imagem.

O mais importante é uma avaliação clínica, realizada por profissional capacitado. Esse processo começa com uma conversa para entender o histórico do paciente, as características da dor e os fatores que podem estar interferindo no processo doloroso. Em seguida é feito o exame físico, que inclui testes para avaliar os movimentos e identificar queixas e possíveis limitações. Com base nessas informações, o profissional poderá definir a melhor abordagem de tratamento ou fornecer orientações específicas para o caso.

13

TODA DOR LOCALIZADA NAS COSTAS INDICA PROBLEMA NA COLUNA?

Não. Outras condições de saúde, como alterações/disfunções em algumas vísceras, podem gerar dor referida na região lombar, sem que haja problema nos discos, articulações, ligamentos e músculos da coluna.

Um exemplo bem conhecido disso é a dor originária do rim, que desencadeia dor na região lombar, podendo também ser sentida próximo à virilha, muitas vezes confundida com problemas na coluna. Além disso, muitas mulheres, durante o período menstrual, experimentam dor lombar em decorrência das relações com o útero. Outros órgãos que podem referir dor na região lombar são intestino e pâncreas (53).

A constipação intestinal, por exemplo, pode gerar dor lombar por relações anatômicas entre essas estruturas. O intestino preso gera distensão e aumento da pressão intra-abdominal, redução da mobilidade visceral e sobrecarga na região lombar, da mesma forma que cicatrizes e aderências na região abdominal conseguem interferir nessa dor. Situações conflitantes associadas a estresse psicoemocional também podem ter relação com dores de origem visceral e ser confundidas com dor musculoesquelética (54).

Além disso, não podemos nos esquecer, como já citado anteriormente, das dores primárias ou inespecíficas, que correspondem a uma grande parcela dos casos de dor lombar, em que a causa da dor não pode ser determinada, ou seja, nenhuma patologia (doença) na coluna foi identificada para justificar a dor.

A avaliação clínica, realizada pelo profissional de saúde, leva em consideração as características da dor e fatores envolvidos, além da realização de testes e, em alguns casos, exame de imagem, na tentativa de identificar as possíveis estruturas, mecanismos e fatores relacionadas com a dor.

14

DESCOBRI QUE TENHO DEGENERAÇÃO DISCAL, ARTROSE, DESGASTES NA COLUNA E BICO DE PAPAGAIO. ISSO É MUITO GRAVE?

A nossa coluna vertebral é formada por vértebras, que são os ossinhos; no interior deles existe um canal por onde passa a medula espinhal, de onde saem os nervos; entre cada uma das vértebras estão os discos intervertebrais, que são estruturas cartilaginosas em forma de anel, como se fossem "almofadinhas" com função de facilitar o movimento entre as vértebras, evitar o atrito entre elas e amortecer o impacto.

Com o passar do tempo, é comum que essas estruturas corporais sofram algumas alterações decorrentes do processo natural do envelhecimento, ou seja, não se deve esperar que uma pessoa de 60 anos apresente as mesmas características da coluna de um jovem de 20 anos.

A degeneração discal nada mais é do que o "desgaste" do disco intervertebral, da mesma forma que surgem com o tempo as ruguinhas na pele e os cabelos brancos. Esses desgastes podem acometer também a cartilagem das articulações do joelho, quadril e coluna, caracterizando o que conhecemos como artrose (55).

O osteófito ou famoso bico de papagaio recebe esse nome porque, quando visto em um raio X, sua forma lembra o bico dessa ave. Ele é uma alteração muito comum em casos de desgaste da coluna lombar e consiste no crescimento do tecido ósseo ao redor das vértebras como uma resposta do corpo às mudanças nas articulações, na tentativa de estabilizar a região afetada para se proteger.

A proporção desses "desgastes" varia de uma pessoa para outra, e provavelmente o estilo de vida que cada um leva, suas atividades, ocupações, questões genéticas e saúde em geral são fatores que influenciam o maior ou menor grau dessa degeneração.

É importante comentar que esses processos degenerativos não determinam se o indivíduo sentirá dor ou não, já que essas alterações são altamente presentes nos exames de imagem na população assintomática em geral e esses números aumentam com o decorrer da idade, ou seja, esses achados são parte do envelhecimento normal e não estão associados à dor (56).

Isso explica por que encontramos pacientes com grandes alterações no exame de imagem e ausência de dor, bem como o contrário, pessoas com exames considerados normais e com queixas de dor.

Essas informações só reforçam a afirmação de que a dor é um fenômeno que recebe influência de diversos fatores (como hábitos de vida diária, estado emocional, aprendizados e experiências prévias sobre a dor...) que irão determinar se a pessoa sentirá dor, em qual intensidade, com quais limitações, e qual nível de sofrimento. Tudo isso é muito particular, cada ser humano é único e precisa ser avaliado e compreendido como tal. Portanto, se você recebeu a informação que tem desgastes na coluna, não se preocupe. Isso é um processo normal.

15

O QUE É CIÁTICO? TODO MUNDO TEM?

O nervo ciático é o nervo mais longo e grosso do corpo humano. Ele começa na parte inferior das costas, entre as últimas vértebras, passando pelas coxas, pernas e pés. Esse nervo é responsável por enviar sinais para os músculos e pele dessas áreas.

O nervo ciático está presente em todas as pessoas, e em determinadas situações ele é comprimido em alguma parte do seu trajeto. Quando isto acontece, pode resultar na famosa dor ciática, uma condição que provoca desconforto ao longo do nervo ciático. Essa dor pode começar na região lombar, na parte baixa das costas, e se espalhar para o glúteo, a parte de trás da coxa, a lateral da perna e até o pé. Além da dor, é possível ocorrer dormência, formigamento e fraqueza na perna afetada.

Condições como hérnia de disco, estreitamento do canal por onde o nervo passa ou espasmo do músculo piriforme (que fica na região do glúteo) são exemplos de situações que são capazes de levar a essa compressão e aos sintomas mencionados anteriormente. Buscar ajuda profissional pode ajudar você a receber o tratamento correto, e aliviar o desconforto.

16

FUI DIAGNOSTICADO COM HÉRNIA DE DISCO. PRECISO OPERAR?

O disco intervertebral é como uma almofadinha que fica entre as vértebras da coluna. Quando está íntegro, ele é bem hidratado, com um núcleo centralizado e camadas externas bem alinhadas. Sua principal função é agir como um amortecedor, ajudando a absorver impactos e facilitar os movimentos da coluna. Com o passar do tempo, é normal que esses discos sofram desgaste e fiquem menos flexíveis. Quando isso acontece, o núcleo pode se deslocar da sua posição habitual, o disco pode perder altura e as camadas externas podem se romper, levando à formação de uma hérnia de disco.

Muitas pessoas acreditam que toda dor nas costas é causada por uma hérnia de disco e ficam preocupadas com a possibilidade de isso ser grave. No entanto, é importante saber que, na grande maioria das vezes, a hérnia de disco não é a causa da dor. Encontrar uma hérnia de disco em exames de imagem é bastante comum e não significa necessariamente que ela está causando seus sintomas.

Embora muitas pessoas com hérnia de disco possam acabar fazendo cirurgia, a verdade é que apenas uma pequena parte realmente precisa passar por esse procedimento. As diretrizes atuais recomendam que, na maioria dos casos, tratamentos não cirúrgicos são suficientes, e desencorajam a realização de procedimentos cirúrgicos bem como intervenções invasivas não cirúrgicas como injeções de bloqueio espinhais (50, 52). Além disso, a hérnia de disco tem uma grande chance de melhorar sozinha com o tempo. Estudos mostram que a hérnia pode diminuir ou desaparecer por conta própria, em muitos casos, sem necessidade de cirurgia.

A hérnia de disco é classificada em quatro tipos, do menor para o maior tamanho: I - abaulamento, II - protusão, III - extrusão, IV - sequestro. Pesquisas mostram que 96% das pessoas com o tipo mais avançado de hérnia, chamado sequestro, tiveram uma redução espontânea da hérnia. As taxas de melhora para os outros tipos também são bastante positivas (57).

Para uma parcela pequena dos pacientes em que os casos podem ser mais graves, quando a hérnia está pressionando um nervo e causando sintomas como perda de força nas pernas, problemas com controle de urina ou fezes, ou dormência na região genital, a cirurgia pode ser necessária. Nesses casos, é indicado buscar ajuda com urgência e o médico decidirá o melhor tratamento com base no seu caso específico.

Lembre-se: é normal encontrar alterações nos exames de imagem, e essas mudanças raramente são a causa direta dos sintomas. Se você descobrir que tem uma hérnia de disco, mantenha a calma. Na maioria das vezes, essa condição pode ser tratada com cuidados não invasivos e a chance de melhora é muito alta.

17

DISSERAM-ME QUE MINHA POSTURA É RUIM. SERÁ QUE ELA É CULPADA POR MINHA DOR LOMBAR?

Pessoas com dor lombar crônica comumente pensam sobre a necessidade de manter uma postura "correta" para ter uma coluna saudável, da mesma forma que associam posturas ou posições "incorretas" como sendo responsáveis por desencadear ou agravar a dor, e acreditam que monitorar e controlar constantemente sua postura nas atividades diárias, além de evitar determinados movimentos, seja indicado para controlar seus sintomas dolorosos (58).

Essas crenças equivocadas, muitas vezes ensinadas até mesmo por profissionais de saúde, geram um impacto negativo na recuperação do paciente, já que contribuem para o medo do movimento, manutenção dos sintomas e piora da dor e incapacidade (59).

Da mesma forma, desvios ou alterações posturais que fogem do padrão considerado normal ou ideal ainda são atribuídos, como causadores de dor lombar; um exemplo é a hiperlordose. Nossa coluna vertebral possui curvas que são fundamentais para sua função e equilíbrio. A lordose lombar, uma curvatura natural da parte inferior das costas, desenvolve-se à medida que crescemos e aprendemos a ficar de pé (60, 61), com isso, ela facilita a postura ereta, dá mais estabilidade ao corpo e reduz o estresse mecânico sobre a coluna vertebral (62).

Quando a curvatura lombar se acentua e fica aumentada em relação aos limites considerados normais, ocorre o que chamamos de hiperlordose. Por muito tempo, acreditou-se que a hiperlordose era um fator importante na causa de dores lombares. No entanto, hoje sabemos que não há essa relação direta como se pensava anteriormente. Pelo contrário, foi observado, aliás, que pessoas que sofrem de dor lombar podem até apresentar uma redução na curvatura lombar, tornando a coluna mais retificada (63).

Embora ainda circulem muitas crenças sobre postura perfeita, não há evidências na literatura que comprovem a existência de uma postura ideal capaz de prevenir o surgimento de dor lombar (64, 65). A dor lombar é um fenômeno multifatorial que não pode ser atribuído exclusivamente a alterações posturais ou a qualquer outra causa isolada. Fatores como hábitos de vida, nível de atividade física, questões emocionais e sociais desempenham papéis significativos no desenvolvimento, intensidade e frequência da dor. Além disso, é comum observar que pessoas com uma postura considerada "perfeita" sofram também com dores lombares, enquanto outras com alterações posturais podem conseguir realizar movimentos normalmente sem dor.

A ideia de que é preciso manter um certo alinhamento corporal durante atividades cotidianas como uma forma de proteger a coluna acaba gerando um excesso de vigilância, que só atrapalha e piora o quadro doloroso (58).

Portanto, se você foi diagnosticado com hiperlordose, por exemplo, ou ouviu que sua dor é resultado exclusivamente de uma má postura, saiba que não há essa relação direta, como muitos acreditam.

18

QUAIS MEDICAMENTOS POSSO TOMAR PARA MELHORAR MINHA DOR?

O uso excessivo de medicamentos e a automedicação (ato de tomar remédios por conta própria sem orientação médica) são práticas perigosas e muito comuns, principalmente em pacientes que sofrem com dor crônica, com objetivo de tentar gerar alívio rápido da dor.

Esse hábito pode trazer consequências graves, que vão desde alergias, problemas gastrintestinais, dependência até a morte, uma vez que todo medicamento apresenta riscos, que são os efeitos colaterais. Outro problema é a interação entre os medicamentos, ou seja, a combinação inadequada entre vários remédios, em que um acaba interferindo na ação do outro, podendo reduzir ou potencializar o seu efeito.

Além disso, o uso indiscriminado de medicamento acaba mascarando os sintomas, sem tratar as alterações que podem estar contribuindo para seu surgimento ou manutenção, nem condicionar seu corpo para que ele trabalhe de uma melhor forma e com isto você tenha condições de gerenciar melhor a dor e se manter bem ao longo do tempo.

Por essas razões, o uso de medicamentos é desencorajado como primeira opção para tratar pacientes com dor lombar. Inicialmente, são indicados outros recursos, como oferecer orientações sobre a dor, ensinar sobre hábitos de vida saudáveis e sugerir estratégias que o próprio paciente possa adotar para melhorar sua condição (50).

Caso essas medidas iniciais não sejam eficazes, ou se houver risco de a dor se tornar crônica, ou ainda se o paciente já tiver uma dor lombar crônica persistente, o uso de medicamentos pode ser considerado. Nesses casos, o médico fará a prescrição indicada, ajustando a dosagem e frequência de acordo com avaliação dos riscos e benefícios para cada pessoa.

19

POR QUE A COLUNA TRAVA?

Muita gente já passou pela desagradável experiência de ficar com a coluna "travada", a crise se manifesta com dor aguda repentina ou gradual, comumente descrita como sensação de pontada, fisgada e aperto localizada na coluna e, às vezes, dor irradiada para as pernas, o que gera rigidez, limitação dos movimentos e impacta as atividades diárias, a capacidade para o trabalho, e consequentemente há redução da qualidade de vida.

Embora os fatores de risco para essa dor lombar aguda não sejam totalmente claros, acredita-se que envolvam uma interação entre fatores físicos, psicológicos e sociais. Eventos como esforço físico intenso, trauma, manutenção de posturas prolongadas e períodos de estresse ou tensão podem desencadear episódios de dor. Na grande maioria dos casos, essa situação se resolve dentro de poucos dias e a pessoa consegue retomar suas atividades habituais. Sabe-se que a prática regular de exercícios reduz a chance de a dor aguda se tornar crônica (66).

No momento da crise, desesperar-se não vai ajudar em nada e só piora a situação. Procure manter a calma, respire, aplique compressas mornas por 20 minutos no local, busque posições de alívio, procure se manter ativo e evite repouso no leito e permanecer por muito tempo na mesma posição. Essas são estratégias que podem ajudar você a passar mais rápido pela crise. Se a situação persistir ou acontecer com frequência, busque ajuda profissional.

20

PESSOAS QUE FICAM MUITO TEMPO NA MESMA POSIÇÃO DE TRABALHO TÊM MAIS CHANCE DE APRESENTAR DOR LOMBAR?

Determinadas posturas da coluna, posições prolongadas, trabalhos repetitivos e algumas atividades têm sido, por muito tempo, associadas à dor lombar, porém não há um consenso na literatura sobre esse assunto.

A postura estática, ou seja, permanecer por período prolongado na mesma posição, pode ser desconfortável para algumas pessoas. Indivíduos que permanecem em pé, andando ou dirigindo por mais de duas horas são mais propensos a sentir dor lombar. Você provavelmente já sentiu algum desconforto após realizar uma longa viagem e passar horas na mesma posição, sem se levantar. Um estudo publicado em 2019 verificou que pessoas que passavam mais de duas horas seguidas dirigindo tinham 4,8 vezes mais chances de ter dor lombar (67).

A mesma situação vale para trabalhos repetitivos, em que o indivíduo passa longos períodos realizando a mesma tarefa inúmeras vezes. Por exemplo, movimentos repetidos em posições desconfortáveis, como ajoelhar e agachar por mais de 15 minutos, levantar os braços acima do ombro, puxar ou levantar objetos, foram relacionados com maior risco de dor lombar aguda (43).

No entanto, um estudo de 2020 analisou 4.285 pesquisas sobre esse tema, para tentar entender se havia relação entre dor lombar e fatores como ficar muito tempo em pé ou sentado, curvar o tronco para frente, girar o corpo, adotar posturas "desajeitadas", lidar com vibração e fazer trabalho pesado. O estudo encontrou resultados variados: algumas pesquisas mostraram que essas situações podem influenciar a dor, enquanto outras não encontraram essa relação (68).

Dessa forma, não é possível justificar o início de uma dor lombar como sendo causada exclusivamente por determinadas posturas e movimentos, porém, se você sente algum desconforto lombar e trabalha em posturas estáticas ou repetitivas, ou vai fazer uma viagem longa, pode ser útil para você realizar pequenas pausas ao longo do dia para mudar de posição e dar aquela esticadinha.

Realizar atividade física, alternar o posicionamento durante o dia, dar intervalos para se levantar, realizar pequenos movimentos e evitar passar longos períodos na mesma posição pode trazer benefício à saúde da sua coluna (69). Um estudo verificou que trabalhadores de escritório que passavam o dia sentado e passaram a realizar essas mudanças posturais ou pausas ativas (levantar e fazer alguns movimentos) durante a jornada de trabalho tiveram redução no aparecimento de dores no pescoço e na região lombar (70).

Colocar alarmes no celular algumas vezes ao dia para se lembrar de se levantar pode ser uma boa estratégia para o ajudar, uma vez que a melhor postura é sempre a próxima, ou seja, não existe postura perfeita, e movimento sempre é bem-vindo. E você, já se movimentou hoje?

21

CARREGAR PESO AUMENTA O RISCO DE TER DOR LOMBAR?

Alguns estudos demonstraram que o excesso de carga, estresse físico e carregamento de peso geram maior sobrecarga em estruturas da coluna (71, 72), o que fez por muito tempo ser difundida a ideia equivocada de que isso causaria dor. Porém, não há evidências de que essa sobrecarga seja responsável por gerar dor ou lesões, ou seja, levantar peso não aumenta o risco de ter dor lombar nem de piorar a dor já existente (73). O nosso corpo tem a capacidade de se adaptar e se tornar mais resistente e eficiente à medida que é treinado, recebendo sobrecarga gradual e progressiva.

Imagine um trabalhador que passa oito horas por dia sentado em um escritório e não realiza nenhuma atividade física, e em um certo dia decide ajudar seu vizinho, que está com obras na casa, como auxiliar de pedreiro. Você acha que essa pessoa terá dor lombar? A chance de que isso aconteça é grande, não pelo fato do carregamento de peso, mas sim por ela não estar preparada e acostumada com aquela sobrecarga.

Sabemos que a falta de condicionamento e preparo para realizar determinadas tarefas pode ser doloroso para algumas pessoas, ao passo que dar condições para que seu corpo suporte essas demandas e tenha menos chance de sentir dor parece ser a atitude mais sensata. Portanto, você não precisa evitar carregar peso, se seu corpo estiver preparado para isso pode fazer sem problema.

Melhorar seu condicionamento de forma gradativa, preparar seu corpo aumentando o tempo e o nível de dificuldade dos exercícios gradualmente é uma estratégia muito inteligente e útil para o controle da dor. Movimento é fundamental para nosso corpo. Tenha paciência e persistência e você verá os resultados.

22

DEVO EVITAR O AGACHAMENTO OU EXISTE UM JEITO CORRETO DE AGACHAR PARA EVITAR DOR LOMBAR?

É muito triste ver pacientes que há muito tempo limitaram suas atividades e restringiram inúmeros movimentos simples do dia a dia, como agachar curvando o corpo para frente para pegar algum objeto no chão, por exemplo, por medo e/ou orientações que receberam de profissionais da saúde. Mas será que isso realmente leva à dor lombar?

Pessoas que apresentam dor nas costas realizam o movimento de curvar o tronco para frente de forma mais lenta, com uma menor amplitude de movimento e maior contração dos músculos extensores da coluna lombar em comparação com as pessoas sem dor (74). Um estudo de 2021 observou que a postura curvada para frente, durante o levantamento de objeto do chão, mostrou ser mais eficiente do que manter uma postura lordótica (mais reta e contraída), ou seja, realizar os movimentos de maneira natural e relaxada parece ser a melhor opção (75).

Durante alguns momentos de crise, determinados movimentos podem se tornar mais difíceis de serem realizados, mas isso não significa que você não possa mais fazê-los, pelo contrário, nossa coluna é forte e deve ser capaz de se movimentar em todas as direções.

Hoje sabemos que não há contraindicação para realização do agachamento e que as pessoas podem e devem fazer seus movimentos normalmente, de maneira natural e leve, sem a necessidade de movimentos engessados, robotizados e rígidos, pois isso não ajuda na prevenção de dores, pelo contrário, pode até gerar desconforto pelo excesso de contração e tensão muscular.

23

DISSERAM-ME QUE NÃO POSSO MAIS CORRER POR CAUSA DA MINHA DOR LOMBAR. ISTO É VERDADE?

Durante muito tempo, exercícios considerados de impacto, como a corrida, foram contraindicados em indivíduos com dor lombar, por profissionais de diversas áreas, uma vez que se acreditava que isso seria prejudicial para a coluna vertebral. No entanto, essa informação vem sendo questionada e estudada, com evidências sugerindo que a história não é bem assim.

Um estudo de 2017 mostrou que pessoas que praticavam corrida tinham uma melhor composição e hidratação do disco intervertebral do que indivíduos que não a praticavam (76), indicando que, ao contrário do que se pensava, a corrida, além de não afetar negativamente o disco, ainda poderia promover benefícios para a saúde da coluna vertebral.

O exercício aeróbico é amplamente reconhecido como uma estratégia eficaz para aliviar a dor lombar crônica, embora os mecanismos responsáveis por seus efeitos ainda não sejam completamente compreendidos. É fundamental entender que a melhora da dor não pode ser atribuída a um único fator biomecânico, mas sim se deve levar em consideração todos os aspectos envolvidos na atividade física, que influenciam a dor, incluindo benefícios biológicos, psicológicos e sociais.

Um estudo de 2020 sugere que sua prática regular pode reduzir a dor ao estimular a liberação de opioides endógenos, que são substâncias naturais do corpo com efeito analgésico. Participantes que realizaram exercícios por seis semanas apresentaram reduções significativas na intensidade e no impacto da dor em comparação com as pessoas que mantiveram suas atividades habituais. Além disso, observou-se que mulheres que praticaram exercícios tiveram um aumento expressivo na produção dessas substâncias, o que pode ter contribuído para o alívio da dor (77).

A corrida parece estar associada a menos casos de dor lombar em comparação com outras lesões causadas pela corrida e até mesmo em relação à população em geral, que não pratica corrida. Sendo assim, a corrida poderia desempenhar um papel preventivo, como um fator de proteção para o surgimento da lombalgia (78).

Além disso, um programa que combinou corrida e caminhada foi considerado bem aceito por pessoas entre 18 e 45 anos como uma forma de reduzir a dor e melhorar a mobilidade em casos de dor lombar crônica (79). Quando adaptados às necessidades de cada pessoa, esses programas podem ser uma opção segura e eficaz de exercício para quem sofre com dores nas costas.

Então, se você gosta de correr, não tem mais desculpas. Pode calçar seus tênis e se preparar para voltar à pista.

24

ADAPTAR MEU LOCAL DE TRABALHO COM INTERVENÇÕES DE ERGONOMIA PREVINE O SURGIMENTO DE DOR LOMBAR?

Questões ergonômicas, como adaptações de tamanho e altura de cadeira e mesa, distância do trabalhador ao computador, mobília escolar, ginástica laboral, entre outras intervenções relacionadas à posição de trabalho, eram consideradas como medidas preventivas para problemas da coluna vertebral.

Apesar dessas opiniões sobre uma possível relação entre determinados tipos de mobiliário e dor lombar, a investigação científica sobre esse assunto é limitada. Existem evidências de qualidade muito baixa de que móveis projetados ergonomicamente seriam melhores para prevenir a dor lombar do que móveis convencionais (80). Alguns estudos demonstraram que todas essas adaptações ergonômicas não tiveram sucesso para prevenir o desenvolvimento de dor lombar (49, 81, 82).

Quando analisada mobília escolar, também não se observou relação entre a ocorrência de lombalgia nos alunos e os tipos ou dimensões do mobiliário escolar ou dimensões corporais (83). Portanto, não podemos dizer que diferentes tipos de móveis sejam um fator causador ou preventivo da dor lombar, da mesma forma que intervenções ergonômicas não previnem nem tratam problemas na coluna.

Talvez a forma como essas estratégias são aplicadas nas empresas precise ser repensada e reformulada; muitos trabalhadores não se sentem confortáveis em realizar a ginástica laboral, por exemplo, no horário estipulado, pois não são levadas em consideração suas preferências e demandas. Sendo assim, muitos acabam não participando, enquanto outros vão a contragosto, e o que era para ser um momento de descontração acaba se tornando um fardo, uma obrigação.

É fundamental ouvir o trabalhador e buscar opções que possam favorecer efetivamente sua saúde e promover bem-estar físico e mental no ambiente de trabalho, como implementar um espaço disponível para a prática de atividade física que facilite a rotina das pessoas e permita que elas se exercitem de acordo com suas preferências e possibilidades, por exemplo, levando em conta a individualidade de cada um. Talvez dessa forma, futuramente, possamos ter resultados diferentes em relação às estratégias de prevenção à dor no local de trabalho.

25

DEVO USAR CINTO DE ESTABILIZAÇÃO PARA MELHORAR A DOR LOMBAR?

O cinto ou faixa de estabilização lombar é um dispositivo usado por algumas pessoas que têm dor lombar na tentativa de que isso melhore seus sintomas e "proteja" sua coluna, porém esse recurso deve ser usado com cautela em algumas situações específicas e por um período determinado; por exemplo, quando a pessoa está com uma fratura vertebral, o cinto irá estabilizar os movimentos da coluna, nesse caso, e com isso auxiliar na consolidação da fratura.

Em outras situações, o uso constante da faixa não vai ajudar e ainda pode deixar a pessoa dependente do seu uso, com medo de se movimentar, o que acaba piorando o quadro e descondicionando seu corpo. As estruturas do nosso corpo precisam de estímulos, de ativação muscular, de exercícios e movimentos progressivos para gerar resistência e capacidade para desempenhar as atividades do dia a dia, e o cinto pode atrapalhar esse processo.

Embora existam algumas evidências limitadas que sugerem melhorias temporárias na dor e função em casos de dor lombar subaguda, os benefícios a longo prazo e os riscos de dependência, medo de movimento e atrofia muscular ainda não são bem estabelecidos. Dessa forma, não há na literatura indicação de melhora ou prevenção da lombalgia com o uso da faixa (84), o que faz com que não seja recomendada, em decorrência dessas incertezas (28).

26

FUMAR FAZ MAL PARA A COLUNA?

Todos sabemos que o cigarro possui inúmeras substâncias tóxicas que são prejudiciais à saúde e geram efeitos nocivos ao organismo, como alterações nos batimentos cardíacos, pressão arterial, frequência respiratória, paladar, olfato e atividade motora, além de náuseas, tontura, insônia e cefaleia. Ao longo do tempo os danos à saúde podem aumentar, levando a doenças como enfisema pulmonar, infarto, Acidente Vascular Encefálico (AVE), diversos tipos de câncer, impotência sexual, hipertensão arterial etc.

O hábito de fumar também é relacionado com dores em diversas regiões do corpo, principalmente na coluna e cabeça (85). Em relação à coluna vertebral, estudos têm demonstrado que fumantes apresentam uma inflamação generalizada, maior nível de degeneração discal lombar (86), maior risco para desenvolver dor lombar e dor radicular (dor gerada por compressão da raiz nervosa na coluna), mas principalmente possuem maior chance de ter episódios de dor repetitiva e contínua (87, 88, 5).

Um estudo investigou a relação entre o tabagismo e a dor, incapacidade, depressão, ansiedade e qualidade de vida em pacientes com dor lombar crônica. Os resultados mostraram que os fumantes apresentavam maior intensidade de dor, mais dificuldades para realizar atividades diárias e mais medo e evitação de tarefas, em comparação com pessoas com dor lombar que não fumavam (89).

Pessoas que têm dor nas costas e param de fumar parecem apresentar uma melhora significativa na dor em comparação com as que continuam fumando (90), embora essa interrupção não elimine totalmente o aumento do risco para a dor (88). Além disso, fumantes com dor crônica acreditam menos em sua capacidade de parar de fumar (91) e têm menor probabilidade de tentar parar de fumar e manter a abstinência do cigarro do que fumantes sem dor (92).

Embora não se saiba exatamente como o tabagismo causa mais dor, não podemos ignorar os efeitos conhecidos e as relações já documentadas entre o cigarro e a dor.

27

QUAL O MELHOR COLCHÃO PARA AJUDAR NA DOR LOMBAR?

Atualmente existe uma imensa variedade de colchões e travesseiros, com diferentes formatos, densidades, tamanhos e preços. Diante disso surgem muitas dúvidas sobre qual seria o melhor. A resposta é: aquele com que você se sentir confortável. É isso mesmo! Essa questão é muito individual, e o que é bom para uma pessoa pode não ser para outra.

Não há na literatura evidências de que um tipo de colchão seja melhor que o outro para alívio ou prevenção da dor lombar (50), então não se preocupe com isso, escolha um modelo confortável, que o agrade e permita ter uma boa noite de sono, sem interrupções, durante sete a oito horas por noite.

Sabe-se que alterações no sono influenciam negativamente os mecanismos de dor e inflamação no nosso corpo, piorando os quadros dolorosos. Um estudo identificou que pessoas que dormiam um período menor que seis horas por noite se queixavam de mais dor no dia seguinte (93), da mesma forma indivíduos com dores crônicas possuem um sono mais fragmentado, o que contribui para maior sensação de fadiga e dor (94), levando a um ciclo vicioso de alteração de sono e dor.

A boa notícia é que existe um conjunto de estratégias, chamado higiene do sono, que pode o ajudar a ter um sono de mais qualidade e com isso experimentar melhora na dor. No decorrer deste livro, você vai aprender sobre elas.

28

QUAL É A MELHOR POSIÇÃO PARA DORMIR?

Muitas orientações a respeito da melhor postura para dormir são divulgadas na internet e orientadas por profissionais. Deitar-se de lado com um travesseiro posicionado entre as pernas, quadris e joelhos flexionados, coluna perfeitamente alinhada... Isso é o que você sempre ouviu, não é? Mas será que essa postura "correta" previne ou trata dor lombar?

Não há evidências de que exista uma relação entre postura para dormir e dor nas costas (95), ou seja, não há uma posição melhor que a outra para prevenir ou tratar a dor, da mesma forma que não podemos dizer que determinadas posturas são prejudiciais e irão piorar sua dor. A melhor posição para dormir é aquela que o deixa confortável. É isso mesmo! O que importa é dormir bem.

Durante o sono, o corpo passa por alguns processos fundamentais para sua saúde física e mental: os músculos relaxam e se recuperam, as articulações descansam, o sistema nervoso central se reorganiza, o sistema imunológico é restaurado e substâncias anti-inflamatórias são produzidas. Pessoas que dormem bem geralmente apresentam uma melhor resposta ao tratamento de dores musculoesqueléticas, incluindo a dor lombar.

Uma noite mal dormida, seja por causa de desconforto físico ou preocupação com a postura "ideal", pode resultar em fadiga, irritabilidade e até mesmo um aumento na percepção da dor no dia seguinte.

Portanto, lembre-se que cada corpo é único, e o que funciona para uma pessoa pode não ser ideal para outra. Experimente diferentes posições, observe como seu corpo responde e, acima de tudo, priorize o que o faz acordar descansado e revigorado. Afinal, dormir bem é uma necessidade essencial para a saúde e o bem-estar.

29

PESSOAS COM DOR EM OUTROS LOCAIS TÊM MAIS CHANCE DE DESENVOLVER DOR LOMBAR?

Indivíduos com doenças crônicas, que se sentem mais cansados e que apresentam distúrbios do sono têm mais propensão a desenvolver lombalgia. Além disso, em pessoas que já tiveram dor lombar anteriormente e que possuem outras queixas de dor musculoesqueléticas atuais, as chances de terem dor lombar novamente são maiores (43).

Um estudo de 2019 mostrou que 88% das pessoas com dor crônica apresentam também outro diagnóstico de condições crônicas (96). Homens e mulheres que sofrem com dor cervical crônica (dor na região do pescoço) têm mais chance de se queixar de dor em outro local, como na região lombar. Também foi encontrada relação, nas mulheres, entre dor lombar e maior frequência de enxaqueca (97).

Pessoas que sofrem com dor lombar crônica consideram com mais frequência sua saúde como sendo regular, ruim ou muito ruim, além de relatarem mais limitações por problemas de saúde. A presença de ansiedade ou depressão também é associada a uma maior probabilidade de apresentar dor lombar crônica (97).

Como já mencionado neste livro, a lombalgia crônica é uma condição que envolve inúmeros fatores. Essa associação com outros problemas de saúde físicos e mentais, como distúrbios do sono, dor cervical, enxaqueca, ansiedade e depressão, contribui para um impacto negativo na qualidade de vida e percepção geral de saúde dos indivíduos. Por isso, é importante contar com uma equipe de profissionais de diferentes áreas para tratar a pessoa com dor lombar, cuidando tanto do corpo quanto da mente, e assim garantir uma recuperação mais completa e uma melhor qualidade de vida.

30

MAS, AFINAL, POR QUE DÓI TANTO?

A dor é um sinal de alerta, que serve para nos proteger e informar se algo não está bem no nosso corpo. Sentir dor é normal, é um processo natural do organismo e uma excelente resposta do cérebro, como um alarme, para nos ajudar (98). Imagine você pisar em um espinho e não ter esse alarme o informando sobre isso? Você não vai tirar o seu pé dali, e continuará se machucando.

Quando a dor persiste por um período maior que três meses, ultrapassando o tempo de que o corpo necessita para reparar alguma lesão e resolver aquele problema, dizemos que estamos diante de uma dor crônica, ou seja, não existe mais nenhum dano no local, o problema já se resolveu, porém o cérebro permanece em um estado de alerta (o alarme continua disparando sem necessidade), o que contribui para manter a condição dolorosa.

Imagine que agora o alarme está desregulado e, em vez de disparar só quando algo está realmente o machucando, ele passa a disparar por qualquer coisa, por exemplo, se você pisar em um algodão.

"A dor é definida como uma experiência sensorial e emocional desagradável associada ou semelhante àquela associada a dano tecidual real ou potencial" (3). O que isso quer dizer? Isso significa que a dor é uma sensação desagradável, tanto física quanto emocional, que pode ou não ser causada por uma lesão. Em outras palavras, você pode sentir dor mesmo sem ter uma lesão visível ou concreta, tudo depende de como seu sistema de alarme está trabalhando e da forma como seu cérebro interpreta essas informações.

A dor é uma percepção de ameaça, e pensamentos, crenças, sentimentos, comportamentos negativos e situações estressantes também podem disparar o alarme e piorar a dor crônica, contribuindo para o aumento do sofrimento físico e emocional. Pensar excessivamente sobre a dor, ter pensamentos negativos sobre ela e se isolar são ferramentas poderosas para piorar os sintomas de dor e incapacidade.

Muitas pessoas acreditam, de forma equivocada, que sentir dor significa sempre ter uma lesão grave, o que pode levar ao medo excessivo de realizar atividades e à evitação de tarefas por receio de piorar a situação. No entanto, é importante entender que a dor, por si só, não causa danos ao corpo. O fato de a dor durar mais tempo do que o necessário para os tecidos se recuperarem não significa que você está sofrendo uma nova lesão.

Outra crença prejudicial é pensar que a dor é algo que deve ser suportado em silêncio, o que afasta a pessoa de buscar ajuda adequada. Além disso, acreditar que "não há cura" pode gerar desesperança, aumentando a ansiedade e a tensão muscular, fatores que amplificam a percepção da dor. Desmistificar essas crenças e entender que a dor crônica é um fenômeno influenciado por diversos fatores — físicos, emocionais e psicológicos — é essencial para um tratamento mais eficaz e uma melhora na condição.

Veja a seguir alguns exemplos de pensamentos muito comuns que fazem piorar a dor nos pacientes com lombalgia:

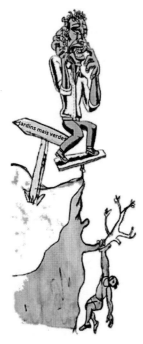

Figura 2 - Pensamentos e crenças que pioram sua dor
Fonte: extraído do livro *Explicando a dor* (98).

A boa notícia é que existe muita coisa que podemos fazer para diminuir esse estado de alerta do nosso cérebro, por exemplo, modificar os padrões de pensamentos, atitudes, atividades e hábitos de vida diária. Sabemos que ter pensamentos positivos, fazer autodeclarações encorajadoras, aprender sobre seu problema, distrair a atenção da dor, fazer planos e explorar maneiras de se movimentar contribuem para um melhor controle da dor e melhor qualidade de vida.

31

DISSERAM-ME QUE A DOR É COISA DA MINHA CABEÇA. SERÁ?

Frequentemente recebo pessoas que dizem já ter ido a vários médicos, realizado diversos exames de imagem e não conseguem descobrir "a causa da sua dor". Muitos tomam remédios fortes e ainda se queixam de não ter tido um alívio satisfatório. Nesses casos, infelizmente a pessoa começa a ser questionada se sua dor não seria "coisa da sua cabeça", como se a estivesse inventando, uma vez que não há nenhuma prova real da sua dor.

A neurociência nos ensina que a sensação dolorosa é produzida no sistema nervoso central (no nosso cérebro e medula espinhal) e a interpretação dessa dor ocorre no cérebro, e não no corpo (98). Como você já sabe, a forma como pensamos, como nos comportamos e entendemos as coisas influencia diretamente a percepção dessa dor.

Se você tiver algum problema nos seus músculos, ligamentos ou articulações, mas o seu cérebro não entender que você está em perigo, não haverá dor. Existe uma condição rara em que a pessoa nasce com uma falha nesse sistema de alarme, então ela nunca sente dor, pois o cérebro não é informado sobre lesões ou doenças no corpo. Isso é um grande problema, e essas pessoas acabam tendo uma expectativa de vida muito baixa.

Por outro lado, se não houver nenhuma lesão nos tecidos do seu corpo, mas o cérebro julgar que você está em perigo, você sentirá dor (98). É ele quem manda! Você já deve ter ouvido falar sobre a dor-fantasma, em que a pessoa sente dor na parte do corpo que foi amputada e já não existe mais, ou seja, entender que a dor vem do cérebro nos ajuda a desmistificar algumas ideias equivocadas e compreender por que a dor pode se tornar persistente sem que haja necessariamente uma lesão no local que dói.

Outra questão muito importante a se dizer é que "a sensação de dor é subjetiva e individual" (3) e o relato do paciente sobre sua dor é o melhor meio para guiar os profissionais de saúde na compreensão sobre o seu problema, ou seja, a dor sentida pelo paciente é real.

Buscar ajuda profissional é fundamental na dor crônica, e existem diversas abordagens de tratamento eficientes, baseadas nos conhecimentos da neurociência, como educação em dor e terapia comportamental, que possibilitam que a pessoa compreenda seus valores, crenças e comportamentos e identifique a influência que eles desempenham no quadro doloroso. É muito importante que a pessoa com dor atue como protagonista nesse processo, revendo seus comportamentos e aplicando estratégias que auxiliem na melhora dos seus sintomas. Então, agora você já sabe: A dor é interpretada na nossa cabeça sim! E ela é real!

32

DEVO FICAR DE REPOUSO PARA MELHORAR MINHA DOR LOMBAR?

Ainda é bastante espalhada a informação equivocada de que, para melhorar a dor lombar, é necessário ficar de repouso, no entanto atualmente os estudos têm demonstrado que esse não é o melhor caminho (50, 52). O ideal é que a pessoa com dor permaneça ativa e realize suas atividades de forma mais natural possível dentro do limite de dor daquele momento. Além disso, é importante se manter no trabalho ou, caso tenha se afastado, que retorne o mais breve possível. Essas ações auxiliam na melhora mais rápida do quadro doloroso e contribuem para prevenir que a dor se torne crônica.

Ao sentir dor, após determinado período em alguma atividade como caminhar, praticar musculação ou pedalar, é natural que a pessoa interrompa o que está fazendo. Com o passar do tempo, a dor começa mais cedo, após um menor tempo naquela atividade, e por fim a pessoa passa a evitar a atividade totalmente, levando ao desuso e incapacidade na realização da tarefa. Esse cenário é muito comum nas pessoas com dores crônicas que apresentam medo da dor e assumem um comportamento de evitação (98).

Por outro lado, existem algumas pessoas que ignoram a dor e persistem na atividade de forma excessiva, com a ideia de "romper seus limites", colocar toda sua energia naquilo e tolerar a dor a qualquer custo levando o corpo ao extremo, sem terem condições para isso. Nesses casos, o organismo lança mão da ativação de mecanismos protetores e libera substâncias químicas que intensificam a dor, e muitas vezes sua intensidade chega a níveis insuportáveis, levando a consequências como a piora da dor ou incapacidade de realizar atividades por dias ou semanas (98).

O caminho mais sensato é realizar atividades de forma gradual, aumentando um pouquinho a cada dia ou semana, permitindo que seu corpo se condicione e evolua gradativamente. O movimento, além de todos os benefícios para o corpo, traz benefícios para o cérebro, auxiliando na regulação do "alarme de dor" desregulado nas dores crônicas. A atividade possibilita ensinarmos e treinarmos o cérebro a utilizar novamente caminhos e conexões não mais usados, pelo medo do movimento, auxiliando na sua capacidade de recuperação. Sentir um pouco de desconforto é normal, faz parte do processo. Lembre-se de que seu corpo está tenso, rígido, não acostumado com aquela atividade, ele precisa aprender e se condicionar; tenha paciência com ele e dê um passo de cada vez, afinal toda longa caminhada começa com um simples passo.

33

MAS, AFINAL, É POSSÍVEL PREVENIR DOR LOMBAR?

Muitas são as recomendações para prevenção de dor lombar propagadas dia a dia nas redes sociais, na televisão, no convívio com familiares, amigos e até entre profissionais. Alguns exemplos bastante conhecidos são ficar de repouso, fazer intervenções de ergonomia, usar determinados tipos de colchão, palmilhas ou cintos lombares etc. No entanto, como já conversamos anteriormente, hoje sabemos que essas sugestões não têm base científica e que são inadequadas (50, 99).

Atualmente as melhores estratégias para prevenção de dor lombar são exercícios e educação (99) (compreensão sobre a dor, seus mecanismos, conhecimento sobre fatores que pioram e melhoram a dor, interferência de hábitos de vida diária etc.), para que o indivíduo consiga promover o automanejo, ou seja, utilizar ferramentas e atitudes para administrar e gerenciar sua dor com base nesses conhecimentos e orientações (84). Você é o ator principal e deve participar ativamente no seu processo rumo à melhora da dor.

Um estudo de 2021 investigou a eficácia de estratégias de prevenção da dor lombar avaliando sua intensidade e incapacidade, com objetivo de reduzir os impactos futuros que ela gera na vida das pessoas. Os autores concluíram que o exercício é uma estratégia eficaz de prevenção e atua na redução da intensidade da dor lombar em curto prazo. Além disso, o exercício combinado com educação em dor pode reduzir a incapacidade associada à dor lombar no acompanhamento de longo prazo (100).

Portanto, quando falamos em prevenção de dor lombar, ainda temos um longo caminho a percorrer e muito para aprender. Ao que tudo indica, as estratégias que parecem ter melhores resultados são aquelas que reduzem o foco nas alterações em estruturas da coluna e estimulam a promoção da saúde por meio de atividade, função e retorno ao trabalho, ou seja, mantenha-se ativo (50).

34

QUAL É O MELHOR TIPO DE EXERCÍCIO PARA DOR LOMBAR?

Uma pergunta muito comum no consultório é se há alguma atividade ou exercício que seja melhor que outro para auxiliar na dor lombar. A resposta é: não. Os estudos mostram que o tipo de exercício é o fator menos importante para nos preocuparmos, já o sedentarismo muito atrapalha (101). Sendo assim, a pessoa tem a possibilidade de escolher, de acordo com suas preferências pessoais, limitações e características da dor, a atividade que mais lhe agrade.

Praticar alguma atividade física é fundamental para a manutenção e melhora da nossa saúde em diversos aspectos, como físico (prevenção de mortalidade por doenças crônicas, como diabetes e hipertensão, melhora da qualidade do sono, força muscular e equilíbrio), mental (redução do estresse e ansiedade), cognitivo (melhora no aprendizado e concentração) e social (auxílio na socialização e convivência com outras pessoas).

Para quem têm dificuldade em iniciar alguma atividade sozinho, programas de exercícios direcionados e supervisionados por profissional da saúde – em ambiente clínico ou orientados para realização domiciliar – se mostram benéficos no auxílio do controle da dor e melhora da função, sendo fortemente recomendados (28).

O profissional também desempenha papel importante orientando, planejando metas de progressão das tarefas e auxiliando na escolha dos exercícios e atividades que respeitem as condições e preferências do paciente.

Agora que você já aprendeu muita coisa no decorrer deste livro sobre o exercício e seus benefícios, que tal escolher uma atividade de que goste e começar a movimentar o seu corpo?

35

O QUE POSSO FAZER NO DIA A DIA PARA AJUDAR A MELHORAR MINHA DOR?

Já falamos anteriormente sobre a importância de praticar atividade física regularmente para prevenção de dor lombar. Além disso, outras estratégias podem o auxiliar no dia a dia. Veja a seguir:

Faça pausas durante o dia e perceba como está o seu corpo. Seus músculos estão tensos ou relaxados? Sua respiração está lenta e profunda, ou curta e acelerada? E seus pensamentos lhe permitem estar relaxado, focado no presente, fazem você se sentir bem ou o prejudicam, causam ansiedade, desconforto e angústia?

A autoeficácia, que é capacidade de um indivíduo se envolver com as atividades de vida diária, apesar da dor, é um elemento essencial no processo de recuperação e melhor gerenciamento da dor lombar. Quando uma pessoa tem confiança em si mesma, sente que pode controlar sua própria condição de saúde e acredita que consegue fazer as atividades do dia a dia; mesmo com algumas limitações, ela tende a ter uma atitude mais ativa e positiva. Isso ajuda diretamente a diminuir a dor e a melhorar a capacidade de fazer as coisas.

Pacientes com alta autoeficácia tendem a ser mais proativos, a seguir as orientações terapêuticas, praticar exercícios físicos regularmente e buscar alternativas para adaptar suas atividades, evitando o sedentarismo e o agravamento da dor. Por outro lado, pessoas com baixa autoeficácia têm mais medo de se movimentar, evitam atividades e se isolam socialmente, o que pode piorar a dor.

Por isso, é muito importante que você tenha confiança em si mesmo, se apoie em informações de fontes seguras e busque ajuda e estratégias para lidar com a dor de forma mais eficaz. Procure realizar atividades prazerosas, que o distraiam e lhe façam bem, busque ter uma melhor qualidade de sono, procure melhorar sua alimentação e ingestão de água, não se automedique, evite o uso de álcool e cigarros, evite situações estressantes e busque estar ativo socialmente, interagir com outras pessoas, estar próximo de amigos, familiares e/ou profissionais com quem possa conversar e desabafar.

36

O QUE POSSO FAZER PARA TER UMA NOITE DE SONO MELHOR E AJUDAR NA MINHA DOR?

Chamamos de higiene do sono um conjunto de hábitos e cuidados que ajudam a ter uma melhor noite de descanso. Quando seguimos essas estratégias, o sono se torna mais reparador, o que pode auxiliar na redução dos processos dolorosos. Conheça a seguir algumas delas:

- Procure ter uma rotina de dormir e acordar sempre no mesmo horário;
- Procure dormir de sete a nove horas por noite;
- Tome um banho relaxante, uma a duas horas antes de se deitar;
- Faça técnicas de relaxamento, exercícios respiratórios, ouça música relaxante ou faça uma leitura tranquila antes de dormir;
- Deixe seu quarto agradável (silêncio, temperatura, luz amarela, aromas agradáveis);
- Evite tirar longos cochilos durante o dia; se tiver o hábito de fazê-los, limite-se a 20 minutos (coloque o despertador);

- Evite o consumo de alimentos estimulantes quatro horas antes de dormir, isso inclui café, refrigerante, chocolate, chás que contenham cafeína e bebidas energéticas;
- Evite consumir alimentos pesados até três horas antes de dormir;
- Evite consumir álcool e fumar;
- Evite o uso de telas (celular, tablet, computador, televisão) e luzes brancas uma hora antes de dormir;
- Não leve trabalho para a cama;
- Anote suas tarefas do dia seguinte duas horas antes de se deitar;
- Evite atividades exaustivas próximo ao horário de dormir;
- Exponha-se à luz solar ao acordar (abra a janela);
- Realize atividade física.

Sabemos que implementar novos hábitos exige esforço, determinação e persistência. Nem sempre é possível fazer grandes mudanças de um dia para o outro, principalmente quando há muitas questões para organizar e melhorar na nossa vida, mas, se dermos um passo por vez e tivermos constância, as coisas acontecem e começamos a ver os resultados. Dê o primeiro passo, escolha uma dessas dicas listadas e comece a praticar. O que você pode fazer por você hoje?

37

COMO A RESPIRAÇÃO PODE ME AJUDAR NA MELHORA DA DOR?

Quando sentimos dor, nosso corpo reage com aumento da tensão muscular e rigidez, principalmente na região afetada. Além disso, a respiração se torna mais curta e rápida, mantendo o corpo em um estado de alerta, que intensifica o ciclo doloroso. Por isso, praticar a respiração profunda e consciente pode auxiliar na redução da ansiedade e tensão muscular, na melhora da dor e mobilidade, no relaxamento e bem-estar físico e mental.

A respiração diafragmática, também conhecida como respiração abdominal, é uma técnica bastante usada na prática de relaxamento. Procure um lugar confortável, sentado ou deitado, feche os olhos, coloque as mãos sobre o abdômen, observe durante alguns segundos como está sua respiração, em seguida inspire lentamente em 1, 2, 3, 4, sentindo o ar passar por seu nariz, garganta, peito, deixando o ar encher toda sua barriga, expandindo-a, e expire lentamente pela boca em 1, 2, 3, 4, observando os ombros ficarem cada vez mais soltos à medida que vai soltando o ar e esvaziando o abdômen.

Você também pode realizar a respiração de forma mais ritmada, inspirando em 4 segundos, segurando por 4 segundos e soltando o ar em 8 segundos. Combinar exercícios respiratórios durante a prática de alongamentos suaves, movimentos da coluna e caminhada, por exemplo, pode ser uma boa estratégia para implementar a respiração consciente no seu dia a dia.

Incorporar exercícios respiratórios ajuda a acalmar a mente, relaxar o corpo e pode ter um efeito positivo no alívio da dor lombar (102, 103). Reserve alguns minutos do seu dia para praticá-los, pelo menos uma vez ao dia, ou nos momentos em que se sentir mais tenso.

UMA ÚLTIMA COISA...

No decorrer deste livro, você aprendeu muita coisa sobre a dor lombar; talvez alguns assuntos o tenham incomodado, pois debateram conceitos há muito tempo enraizados, alguns temas podem ter feito você pensar e refletir, pode ser que algumas coisas não fizeram sentido para você num primeiro momento, enquanto outras o ajudaram a esclarecer suas dúvidas e a tomar melhores decisões para sua saúde.

É normal duvidar, criticar, refletir e questionar. Tudo isso faz parte do nosso processo de aprendizado, o conhecimento está em constante mudança e, à medida que as informações avançam, vamos aprendendo e evoluindo com elas.

Como dizia Heráclito, "Ninguém pode entrar duas vezes no mesmo rio, pois, quando nele se entra novamente, não se encontra as mesmas águas, e o próprio ser já se modificou". No decorrer desse processo de aprendizado sobre a dor lombar, você entrou nesse rio de conhecimento e hoje já não é mais a mesma pessoa. O que você fará a partir de agora, com essas informações, está em suas mãos.

Espero que este livro tenha despertado em você o desejo de agir, de se relacionar com o mundo, de se mover, de se recuperar e ter uma vida plena.

Apesar da dor, você é o protagonista da sua vida e tem liberdade para fazer suas escolhas e decidir suas ações, atitudes e comportamentos.

VOCÊ é muito maior do que a sua dor!

REFERÊNCIAS

(1) GBD 2021 Low back pain collaborators. Global, regional, and national burden of low back pain, 1990-2020, its attributable risk factors, and projections to 2050: a systematic analysis of the Global Burden of Disease Study 2021. Lancet Rheumatol. 2023;22;5(6):e316-29.

(2) Rubin DI. Epidemiology and risk factors for spine Pain. Neurol Clin. 2007;25:353-71.

(3) DeSantana, JM, Perissinotti DMN, de Oliveira Junior JO, Correia LMF, de Oliveira CM, da Fonseca PRB. Revised definition of pain after four decades. BrJP. 2020;3(3):197-8.

(4) Schäfer AGM, Joos LJ, Roggemann L, Waldvogel Röcker K, Pfingsten M, Petzke F. Pain experiences of patients with musculoskeletal pain þ central sensitization: a comparative group delphi study. PLoS One. 2017;8:e0182207.

(5) Steffens D, Ferreira ML, Latimer J, Ferreira PH, Koes BW, Blyth F, et al. What triggers an episode of acute low back pain? A case-crossover study. Arthritis Care Res (Hoboken). 2015;67(3):403-10.

(6) Oertel J, Sharif S, Zygourakis C, Sippl C. Acute low back pain: Epidemiology, etiology, and prevention: WFNS spine committee recommendations. World Neurosurg X. 2024;22:100313.

(7) Emorinken A, Erameh CO, Akpasubi BO, Dic-Ijiewere MO, Ugheoke AJ. Epidemiology of low back pain: frequency, risk factors, and patterns in South-South Nigeria. Reumatologia. 2023;61(5):360-367.

(8) Dueñas M, Ojeda B, Salazar A, Mico JA, Failde I. A review of chronic pain impact on patients, their social environment and the health care system. J Pain Res. 2016;9:457-67.

(9) Maher C, Underwood M, Buchbinder R. Non-specific low back pain. The Lancet. 2017;389(10070):736-47.

(10) GBD 2019 Diseases and injuries collaborators. Global burden of 369 diseases and injuries in 204 countries and territories, 1990-2019: a systematic analysis for the Global Burden of Disease Study 2019. Lancet. 2020; 396(10258):1204-22.

(11) Kobayashi R, Herrero F, Ishi MM. Dor lombar. In: Kobayashi R, Luzo MVM, Cohen M. Tratado de dor musculoesquelética / Sociedade Brasileira de Ortopedia e Traumatologia. São Paulo: Alef; 2019. p. 271-80.

(12) Swain MS, Henschke N, Kamper SJ, Gobina I, Ottova-Jordan V, Maher CG. An international survey of pain in adolescents. BMC Public Health. 2014;14:447.

(13) Santos ES, Bernardes JM, Noll M, Gómez-Salgado J, Ruiz-Frutos C, Dias A. Prevalence of Low Back Pain and Associated Risks in School-Age Children. Pain Manag Nurs. 2021;22(4):459-64.

(14) Bento TPF, Cornelio GP, Perrucini PO, Simeão SFAP, de Conti MHS, de Vitta A. Low back pain in adolescents and association with sociodemographic factors, electronic devices, physical activity and mental health. J Pediatr. 2020;96(6):717-24.

(15) Fabricant PD, Heath MR, Shachne JM, Doyle SM, Green DW, Widmann RF. The epidemiology of back pain in American children and adolescents. Spine. 2020;45:1135-42.

(16) Joergensen AC, Hestbaek L, Andersen PK, Nybo Andersen AM. Epidemiology of spinal pain in children: a study within the Danish National Birth Cohort. Eur J Pediatr. 2019;178(5):695-706.

(17) Borenstein DG, Balagué F. Low back pain in adolescent and geriatric populations. Rheum Dis Clin North Am. 2021;47(2):149-63.

(18) Goncalves TR, Mediano MFF, Sichieri R, Cunha, DB. Is health-related quality of life decreased in adolescents with back pain? Spine. 2018;43(14):E822-9.

(19) Balague F, Ferrer M, Rajmil L, Pont Acuña A, Pellisé F, Cedraschi C. Assessing association between low back pain, quality of life, and life events as reported by schoolchildren in a population-based study. Eur J Pediatr. 2012;171(3):507-14.

(20) Meucci RD, Fassa AG, Faria NM. Prevalence of chronic low back pain: systematic review. Rev Saúde Pública. 2015;49:1.

(21) Gonzalez GZ, da Silva T, Avanzi MA, Macedo GT, Alves SS, Indini LS, et al. Low back pain prevalence in Sao Paulo, Brazil: a cross-sectional study. Braz J Phys Ther. 2021;25(6):837-45.

(22) Urquhart DM, Kurniadi I, Triangto K, Wang Y, Wluka AE, O'Sullivan R, et al. Obesity is associated with reduced disc height in the lumbar spine but not at the 3 lumbosacral junction. Spine. 2014;39(16):E962-6. Phila Pa 1976.

(23) Shi S, Zhou Z, Liao JJ, Yang YH, Wu JS, Zheng S, et al. The impact and distinction of 'lipid healthy but obese' and 'lipid abnormal but not obese' phenotypes on lumbar disc degeneration in Chinese. J Transl Med. 2020;18(1):211.

(24) Heuch I, Hagen K, Heuch I, Nygaard Ø, Zwart JA. The impact of body mass index on the prevalence of low back pain: the Hunt study. Spine. 2010;35(7):764-8.

(25) Walsh TP, Arnold JB, Evans AM, Yaxley A, Damarell RA, Shanahan EM. The association between body fat and musculoskeletal pain: a systematic review and meta-analysis. BMC Musculoskelet Disord. 2018;19:233.

(26) Wertli MM, Held U, Campello M, Weiner SS. Obesity is associated with more disability at presentation and aftertreatment in low back pain but not in neck pain: findings from the OIOC registry. BMC Musculoskelet Disord. 2016;17:140.

(27) Dario AB, Ferreira ML, Refshauge KM, Lima TS, Ordoñana JR, Ferreira PH. The relationship between obesity, low back pain, and lumbar disc degeneration when genetics and the environment are considered: a systematic review of twin studies. Spine J. 2015;1;15(5):1106-17.

(28) WHO guideline for non-surgical management of chronic primary low back pain in adults in primary and community care settings [Internet]. Geneva: World Health Organization; 2023 [cited 2024 dez. 1]. References. Available from: https://www.ncbi.nlm.nih.gov/books/NBK599198/.

(29) Itz CJ, Geurts JW, van Kleef M, Nelemans P. Clinical course of non--specific low pack pain: a systematic review of prospective cohort studies set in primary care. Eur J Pain. 2013;17(1):5-15.

(30) Bardin L, King P, Maher B. Diagnostic triage for low back pain: a practical approach for primary care. Med. J. Aust. 2017;206(6):268-73.

(31) Casazza BA. Diagnosis and treatment of acute low back pain. Am Fam Physician. 2012;85(4):343-50.

(32) Costa LCM, Maher CG, Hancock MJ, Mcauley JH, Herbert RD, Costa LO. The prognosis of acute and persistent low-back pain: a meta-analysis. CMAJ. 2012;184(11):E613-24.

(33) Da Silva T, Mills K, Brown BT, Herbert RD, Maher CG, Hancock MJ. Risk of recurrence of low back pain: a systematic review. J Orthop Sports Phys Ther. 2017;47(5):305-13.

(34) Wallwork SB, Braithwaite FA, O'Keeffe M, Travers MJ, Summers SJ, Lange B, et al. The clinical course of acute, subacute and persistent low back pain: a systematic review and meta-analysis. CMAJ. 2024;196(2):E29-46.

(35) Nicholas M, Vlaeyen JWS, Rief W, Barke A, Aziz Q, Benoliel R et al. The Iasp classification of chronic pain for ICD-11: chronic primary pain. Pain. 2019;160:28-37.

(36) Urban JPG, Fairbank JCT. Current perspectives on the role of biome-chanical loading and genetics in development of disc degeneration and low back pain; a narrative review. J Biomech. 2020;102:109573.

(37) MacGregor AJ, Andrew T, Sambrook PN, Spector TD. Structural, psychological, and genetic influences on low back and neck pain: a study of adult female twins. Arthritis Rheum. 2004;51(2):160-7.

(38) Yoshimoto T, Ochiai H, Shirasawa T, Nagahama S, Uehara A, Muramatsu J, et al. Clustering of lifestyle factors and its association with low back pain: a cross-sectional study of over 400.000 jpanese adults. J Pain Res. 2020;13:1411-9.

(39) Polli A, Ickmans K, Godderis L, Nijs J. E. When environment meets genetics: a clinical review of the epigenetics of pain, physichological factors, and physical activity. Arch Phys Med Rehabil. 2019;100(6):1153-61.

(40) Pinheiro MB, Ferreira ML, Refshauge K, Maher CG, Ordoñana JR, Andrade TB, et al. Symptoms of depression as a prognostic factor for low back pain: a systematic review. Spine J. 2016;16(1):105-16.

(41) Meints SM, Edwards RR. Evaluating psychosocial contributions to chronic pain outcomes. Prog Neuropsychopharmacol Biol Psychiatry. 2018;87(Pt B):168-82.

(42) Suri P, Rainville J, de Schepper E, Martha J, Hartigan C, Hunter DJ. Do physical activities trigger flare-ups during an acute low back pain episode? A longitudinal case-crossover feasibility study. Spine. 2018;43(6):427-33. Phila Pa 1976.

(43) Taylor JB, Goode AP, George SZ, Cook CE. Incidence and risk factors for first-time incident low back pain: a systematic review and meta-analysis. Spine J. 2014;14(10):2299-2319.

(44) Frasson VB. Dor lombar: como tratar? Opas. 2016;1(9):1-10. Série Uso racional de medicamentos.

(45) Wijma AJ, Van Wilgen CP, Meeus M, Nijs J. Clinical biopsycho-social physiotherapy assessment of patients with chronic pain: the first step in pain neuroscience education. Physiotherapy Theory and Practice. 2016;32(5):368-84.

(46) Vlaeyen JWS, Linton SJ. Fear-avoidance and its consequences in chronic musculoskeletal pain: a state of the art. Pain. 2020;85:317-32.

(47) Bunzli S, Smith A, SchützeR, Clinical M, Lin I, Sullivan PO. Making sense of low back pain and pain-related fear. J Orthop Sports Phys Ther. 2017;47:628-36.

(48) Lee H, Hübscher M, Moseley GL, Kamper SJ, Traeger AC, Mansell G, et al. How does pain lead to disability? A systematic review and meta--analysis of mediation studies in people with back and neck pain. Pain. 2015;156:988-97.

(49) Wood L, Bejarano G, Csiernik B, Miyamoto GC, Mansell G, Hayden JA, et al. Pain catastrophising and kinesiophobia mediate pain and physical function improvements with Pilates exercise in chronic low back pain: a mediation analysis of a randomised controlled trial. J Physiother. 2023;69(3):168-74.

(50) Foster NE, Anema JR, Cherkin D, Chou R, Cohen SP, Gross DP et al. Prevention and treatment of low back pain: evidence, challenges, and promising directions. Lancet. 2018;391(10Ir):2368-83.

(51) Dansie EJ, Turk DC. Assessment of patients with chronic pain. Br J Anaesth. 2013;111(1):19-25.

(52) Almeida M, Saragiotto B, Richards B, Maher C. Primary care management of non-specific low back pain: key messages from recent clinical guidelines. Med. J. Australia. 2018;208(6):272-5.

(53) Zakka TM, Teixeira MJ, Yeng LT. Abdominal visceral pain: clinical aspect. Rev Dor. 2013;14(4):311-4. Review article.

(54) Haik MN, Carrer HCN, Zanca GG. Avaliação do indivíduo com dor crônica no modelo biopsicossocial. In: Avila MA, Gomes, CAFP, Dibai Filho AV. Métodos e técnicas de avaliação da dor crônica. Santana de Parnaíba: Manole; 2023. p. 29-54.

(55) Faber F. Das degenerativ veränderte lumbale Facettengelenk: Diagnostik, Klassifikation und minimal-invasive Behandlungsmöglichkeiten [Lumbar facet joint disease: Classification, clinical diagnostics, and minimally invasive treatment]. Orthopade. 2019;48(1):77-83.

(56) Brinjikji W, Luetmer PH, Comstock B, Bresnahan BW, Chen LE, Deyo RA, et al. Systematic literature review of imaging features of spinal degeneration in asymptomatic populations. AJNR Am J Neuroradiol. 2015;36(4):811-6.

(57) Chiu CC, Chuang TY, Chang KH, Wu CH, Lin PW, Hsu WY. The probability of spontaneous regression of lumbar herniated disc: a systematic review. Clin Rehabil. 2015;29(12):184-95.

(58) Maier CR, Avila CS, Souza J, Meziat Filho N, Koerich MHAL. Posture and pain: beliefs and attitudes of patients with chronic low back pain. Musculoskeletal Care. 2024;22:1-8.

(59) Christe G, Pizzolato V, Meyer M, Nzamba J, Pichonnaz C. Unhelpful beliefs and attitudes about low back pain in the general population: a cross sectional survey. Musculoskeletal Science and Practice. 2021;52:102342.

(60) Mac-Thiong J-M, Berthonnaud É, Dimar JR, Betz RR, Labelle H. Sagittal alignment of the spine and pelvis during growth. Spine. 2004;29(15):1642-7.

(61) Suri P, Miyakoshi A, Hunter DJ, Jarvik JG, Rainville J, Guermazi A, et al. Does lumbar spinal degeneration begin with the anterior structures? A study of the observed epidemiology in a community-based population. BMC Musculoskeletal Disorders. 2011;12:202.

(62) Saha D, Gard S, Fatone S, Ondra S. The effect of trunk-flexed postures on balance and metabolic energy expenditure during standing. Spine. 2007;32(15):1605-11.

(63) Chun SW, Lim CY, Kim K, Hwang J, Chung SG. The relationships between low back pain and lumbar lordosis: a systematic review and meta-analysis. Spine J. 2017;17(8):1180-91.

(64) Kripa S, Kaur H. Identifying relations between posture and pain in lower back pain patients: a narrative review. Bulletin of Faculty of Physical Therapy. 2021;1:1-4.

(65) Slater D, Korakakis V, Sullivan PO, Nolan D, Sullivan KO. Sit up straight: time to re evaluate. Journal of Orthopaedic & Sports Physical Therapy. 2019;49(8):562-64.

(66) Oertel J, Sharif S, Zygourakis C, Sippl C. Acute low back pain: Epidemiology, etiology, and prevention: WFNS spine committee recommendations. World Neurosurg X. 2024;1(22):100313.

(67) de Oliveira RF, Fandim JV, Fioratti I, Fernandes LG, Saragiotto BT, Pena Costa LO. The contemporary management of nonspecific lower back pain. Pain Manag. 2019;9(5):475-82.

(68) Swain CTV, Pan F, Owen PJ, Schmidt H, Belavy DL. No consensus on causality of spine postures or physical exposure and low back pain: a systematic review of systematic reviews. J Biomech. 2020;102:109312.

(69) Bowden JA, Bowden AE, Wang H, Hager RL, LeCheminant JD, Mitchell UH. In vivo correlates between daily physical activity and intervertebral disc health. J Orthop Res. 2018;36(5):1313-23.

(70) Waongenngarm P, van der Beek AJ, Akkarakittichoke N, Janwantanakul P. Effects of an active break and postural shift intervention on preventing neck and low-back pain among high-risk office workers: a 3-arm cluster-randomized controlled trial. Scand J Work Environ Health. 2021;47(4):306-17.

(71) Coenen P, Gouttebarge V, Van Der Burght AS, van Dieën JH, Frings-Dresen MH, van der Beek AJ, et al. The effect of lifting during work on low back pain: a health impact assessment based on a meta-analysis. Occup Environ Med. 2014;71(12):871-7.

(72) Stokes IA, Iatridis JC. Mechanical conditions that accelerate intervertebral disc degeneration: overload versus immobilization. Spine. 2004;29(23):2724-32. Phila Pa 1976.

(73) Saraceni N, Kent P, Ng L, Campbell A, Straker L, O'Sullivan P. To flex or not to flex? Is there a relationship between lumbar spine flexion during lifting and low back pain? A systematic review with meta-analysis. J Orthop Sports Phys Ther. 2020;50(3):121-30.

(74) Polato D. Investigação do início de ativação de músculos do tronco durante realização de tarefa motora em homens com e sem dor lombar [dissertação]. Rio de Janeiro: Universidade Federal do Rio de Janeiro; 2017.

(75) Mawston G, Holder L, O'Sullivan P, Boocock M. Flexed lumbar spine postures are associated with greater strength and efficiency than lordotic postures during a maximal lift in pain-free individuals. Gait Posture. 2021;86:245-50.

(76) Belavý D, Quittner M, Ridgers N, Ling Y, Connell D, Rantalainen T. Running exercise strengthens the intervertebral disc. Sci Rep. 2017;7:45975.

(77) Bruehl S, Burns JW, Koltyn K, Gupta R, Buvanendran A, Edwards D, et al. Are endogenous opioid mechanisms involved in the effects of aerobic exercise training on chronic low back pain? A randomized controlled trial. Pain. 2020;161(12):2887-2897.

(78) Maselli F, Storari L, Barbari V, Colombi A, Turolla A, Gianola S, et al. Prevalence and incidence of low back pain among runners: a systematic review. BMC Musculoskelet Disord. 2020;21(1):343.

(79) Neason C, Samanna CL, Tagliaferri SD, Belavý DL, Bowe SJ, Clarkson MJ, et al. Running is acceptable and efficacious in adults with non-specific chronic low back pain: the Asteroid randomised controlled trial. Br J Sports Med. 2024;108245.

(80) Michaleff ZA, Kamper SJ, Maher CG, Evans R, Broderick C, Henschke N. Low back pain in children and adolescents: a systematic review and meta-analysis evaluating the effectiveness of conservative interventions. Eur Spine J. 2014;23:2046-58.

(81) Jackson T, Thomas S, Stabile V, Shotwell M, Han X, McQueen K. A systematic review and meta-analysis of the global burden of chronic pain without clear etiology in low-and middle-income countries: trends in heterogeneous data and a proposal for new assessment methods. Anesth. Analg. 2016;123(3):739-48.

(82) GBD 2015 Disease and injury incidence and prevalence collaborators. Global, regional, and national incidence, prevalence, and years lived with

disability for 310 diseases and injuries, 1990-2015: a systematic analysis for the Global Burden of Disease Study 2015. Lancet. 2016;388(10053):1545-1602.

(83) Skoffer B. Low back pain in 15- to 16-year-old children in relation to school furniture and carrying of the school bag. Spine. 2007;32(24):E713-7. Phila Pa 1976.

(84) Saragiotto BT, Latimer J. Prevention of low back pain (PEDro synthesis). Br. J. Sports Med. 2016;50(21):1345.

(85) Smuck M, Schneider BJ, Ehsanian R, Martin E, Kao MCJ. Smoking is associated with pain in all body regions, with greatest influence on spinal pain. Pain Med. 2020;21(9):1759-68.

(86) Doğan A, Doğan K, Taşolar S. Magnetic resonance imaging evaluation of the effects of cigarette and maras powder (smokeless tobacco) on lumbar disc degeneration. Clin Neurol Neurosurg. 2019;186:105500.

(87) Shiri R, Falah-Hassani K, Heliövaara M, Solovieva S, Amiri S, Lallukka T, et al. Risk factors for low back pain: a population-based longitudinal study. Arthritis Care Res (Hoboken). 2019;71(2):290-9.

(88) Shiri R, Falah-Hassani K. The effect of smoking on the risk of sciatica: a meta-analysis. Am J Med. 2016;129(1):64-73.

(89) Yang QH, Zhang YH, Du SH, Wang YC, Wang XQ. Association between smoking and pain, functional disability, anxiety and depression in patients with chronic low back pain. Int J Public Health. 2023;68:1605583.

(90) Behrend C, Prasarn M, Coyne E, Horodyski M, Wright J, Rechtine GR, Smoking cessation related to improved patient-reported pain scores following spinal care. J Bone Joint Surg Am. 2012;94(23):2161-6.

(91) Zale EZ, Ditre JW, Dorfman ML, Heckman BW, Brandon TH. Smokers in pain report lower confidence and greater difficulty quitting. Nicotine Tob Res. 2014;16(9):1272-6.

(92) Ditre JW, Heckman BW, LaRowe LR, Powers JM. Pain status as a predictor of smoking cessation initiation, lapse, and relapse, Nicotine Tob Res. 2020;23(1):186-94.

(93) Smith MT, Haythornthwaite JA. How do sleep disturbance and chronic pain inter-relate? Insights from the longitudinal and cognitive-behavioral clinical trials literature. Sleep Med Rev. 2004;8(2):119-32.

(94) Andersen ML, Araujo P, Frange C, Tufik S. Sleep disturbance and pain: a tale of two common problems. Chest. 2018;154(5):1249-59.

(95) Cary D, Jacques A, Briffa K. Examining relationships between sleep posture, waking spinal symptoms and quality of sleep: a cross-sectional study. PLoS One. 2021;16(11):e0260582.

(96) Mills SEE, Nicolson KP, Smith BH. Chronic pain: a review of its epidemiology and associated factors in population-based studies. Br J Anaest. 2019;123(2): e273-83.

(97) Palacios-Ceña D, Albaladejo-Vicente R, Hernández-Barrera V, Lima-Florencio L, Fernández-de-Las-Peñas C, Jimenez-Garcia R, et al. Female gender is associated with a higher prevalence of chronic neck pain, chronic low back pain, and migraine: results of the Spanish national health survey, 2017. Pain Med. 2021;22(2):382-95.

(98) Moseley OG, Butler L. Explicando a dor. Tradução: Drs. Tanja Samira Jorgic. Ilustrações: Sunyata. [local desconhecido]: Noigroup Publications; 2011. 126 p.

(99) Steffens D, Maher CG, Pereira LS, Stevens ML, Oliveira VC, Chapple M, et al. Prevention of low back pain: a systematic review and meta-analysis. Jama Intern Med. 2016;176:199-208.

(100) de Campos TF, Maher CG, Fuller JT, Steffens D, Attwell S, Hancock MJ. Prevention strategies to reduce future impact of low back pain: a systematic review and meta-analysis. Br J Sports Med. 2021;55(9):468-76.

(101) Saragiotto BT, Maher CG, Yamato TP, Costa LO, Menezes Costa LC, Ostelo RW, Macedo LG. Motor control exercise for chronic non-specific low-back pain. Cochrane Database Syst Rev. 2016;(1):CD012004.

(102) Shi J, Liu Z, Zhou X, Jin F, Chen X, Wang X, Lv L. Effects of breathing exercises on low back pain in clinical: A systematic review and meta-analysis. Complement Ther Med. 2023;79:102993.

(103) Jiang X, Sun W, Chen Q, Xu Q, Chen G, Bi H. Effects of breathing exercises on chronic low back pain: a systematic review and meta-analysis of randomized controlled trials. J Back Musculoskelet Rehabil. 2024;37(1):13-23.